中医药
信息素养通识

主编　赵　琼　张　洁

全国百佳图书出版单位
中国中医药出版社
·北京·

图书在版编目（CIP）数据

中医药信息素养通识 / 赵琼, 张洁主编. —— 北京：
中国中医药出版社, 2025.9.
ISBN 978-7-5132-9793-6

Ⅰ. R2-4

中国国家版本馆 CIP 数据核字第 2025EN8447 号

中国中医药出版社出版

北京经济技术开发区科创十三街 31 号院二区 8 号楼
邮政编码　100176
传真　010-64405721
北京盛通印刷股份有限公司印刷
各地新华书店经销

开本 787×1092　1/16　印张 12　字数 263 千字
2025 年 9 月第 1 版　2025 年 9 月第 1 次印刷
书号　ISBN 978-7-5132-9793-6

定价　52.00 元
网址　www.cptcm.com

服 务 热 线　010-64405510
购 书 热 线　010-89535836
维 权 打 假　010-64405753

微信服务号　zgzyycbs
微商城网址　https://kdt.im/LIdUGr
官 方 微 博　http://e.weibo.com/cptcm
天猫旗舰店网址　https://zgzyycbs.tmall.com

如有印装质量问题请与本社出版部联系（010-64405510）

《中医药信息素养通识》编委会

主　编　赵　琼　张　洁

副主编　卢玉红　张肖瑾　石光莲　容　易

编　委　（以姓氏笔画为序）

　　　　向　丽　刘爱云　汪　瑶　张诗曼

　　　　侯　艳　骆　菲　黄　黄

前　言

在当今信息激增的社会环境中，中医药这一承载着深厚文化底蕴与智慧的传统医学，亦面临着海量的信息和数据。随着科技的飞速发展，中医药研究与实践所触及的信息边界不断拓宽，从古籍文献到现代数据库，从临床案例到科研数据，信息量之大、种类之繁，前所未有。在此背景下，如何高效地获取、评估和利用这些信息，不仅关乎中医药学科研究的深度与广度，更直接影响到其现代化、国际化的发展进程。

本书是一部面向中医药领域相关人员信息素养的通识性著作，从理论与实践两个层面，系统地介绍了中医药信息素养的基本概念、核心要素、实践技能及最新发展趋势。内容紧密结合中医药领域的实际需求，以客观、实用的方式阐述相关知识和技能，为读者提供了一套全面的知识框架和实践指导。通过阅读本书，读者不仅能够掌握中医药信息检索、筛选、分析与评价的基本方法，还能深入了解中医药信息资源的分布与获取途径，提升利用信息促进中医药学术研究的能力和水平。

本书共分为七章。第一章绪论，主要阐述中医药信息素养相关概念、内涵及其在中医药领域的重要性，介绍信息素养的标准与框架，并说明中医药信息素养教育的目标与形式，以及信息素养如何促进中医药领域人才信息处理能力的提升。第二章中医药信息检索概述，主要讲解中医药信息资源的概念与类型，中医药信息检索的基本知识、检索语言、检索技术和检索策略。第三章中医药信息检索实践，详细介绍中医药图书、学术论文、古籍文献、专利，以及中医药开放信息的检索方法，并提供实用的检索技巧。第四章中医药文献的评价与合理利用，重点介绍中医药文献的评价方法、评价指标和评价体系，以及中医药信息资源的合理利用。第五章中医药文献管理与知识积累，主要讲解中医药文献管理的基本知识和常用工具，以及中医药网络笔记和思维导图的应用。第六章中医药文献信息挖掘与应用，重点介绍中医药文献信息挖掘的概念、技术和流程，以及中医药知识图谱的构建和分析方法。第七章人工智能与中医药信息素养，着重探讨人工智能在中医药信息检索、文献阅读、分析和写作中的应用，以及常用的人工智能工具和伦理要求。

在编纂本书之际，我们深入参阅了众多相关文献，在此向各位原作者致以衷心的感谢。对于在成书过程中提供宝贵意见与指导的专家和学者，我们亦表示由衷的敬意。

鉴于编者学识与能力之局限，书中或不免有疏漏与不当之处。我们虚心接受同行及读者的批评与指正，以期本书日臻完善。

《中医药信息素养通识》编委会

2025 年 3 月

目　录

第三章　中医药信息检索实践

第四章　中医药文献的评价与合理利用

第五章　中医药文献管理与知识积累

第六章 中医药文献信息挖掘与应用

第七章 人工智能与中医药信息素养

第一章

绪　论

随着信息技术的发展和普及，信息素养已成为当代社会人们必备的基本素质之一，加强信息素养的培养具有重要的现实意义。在当今信息爆炸的时代，中医药领域面临着海量的中医药理论和临床实践信息，中医药领域相关人员在具备丰富的医学知识和技能的同时，还需要具备较高的信息素养。学会如何有效地获取、评估、使用和传播中医药信息，以及如何利用数据挖掘、人工智能等信息技术手段，对海量的中医药信息进行深度分析和研究，以深化对中医药理论体系的认知，推动中医药临床实践的创新发展，为中医药的传承与进步作出积极贡献。

第一节　中医药信息素养概述

▌一、信息及相关概念

信息、数据、知识、情报和文献等概念在各个领域中都扮演着至关重要的角色，它们之间既相互独立又紧密相连，共同构成了人类认知世界和推动社会进步的知识体系。了解信息、数据、知识、情报和文献之间的关系和转化过程，对于更有效地获取、处理和应用这些信息资源具有重要意义。

（一）信息

1. 定义

信息，作为物质存在的一种普遍属性与方式，是数据、消息中蕴含的意义，它是人类通过系统收集、整理、管理和分析数据后，经过提炼、加工和集成所得的产物，代表着对数据的人工解读及其所承载的内在意义。如"20161206"可以是某人的生日，或者是国务院新闻办公室发表《中国的中医药》白皮书的时间，也可以是某个 QQ 号码或 QQ 群的号码等。

信息在学术和实际应用中通常被分为广义和狭义两种。广义的信息是对客观世界中事物的存在形式、运动状态，以及它们之间复杂相互关系的全面描述。它不仅覆盖了自然界的万千变化，也涵盖了人类社会活动中的种种现象，甚至包括了人类思维活动中的各种元素。而狭义的信息则特指那些包含新内容、新知识的消息，即那些信息接收者在接收之前未知的报道或数据，它们往往能为接收者带来新的认识或启发。

物质、能量和信息共同构成了客观世界的基石。信息作为这一基石之一，深刻揭示了客观事物的存在形式及它们动态的运动状态。在浩瀚无垠、丰富多彩的客观世界中，信息以各种形式存在、产生并传递，它们是事物之间相互联系和作用的体现。人们每天都在与各种形式的信息进行交互，信息的接收、传递和处理已经成为我们日常活动中不可或缺的一部分。人们的衣食住行离不开信息，企业的生产与发展也离不开信息，市场的繁荣与信息密切相关，国家的繁荣昌盛也离不开信息技术的创新发展和信息资源的有效利用。谁先掌握了信息，掌握的信息越多，谁就能立于不败之地。

信息具有普遍性、依附性、可识别性、可度量性、可转换性、可存储性、可处理性、传递性、共享性、可利用性、时效性和差异性等特点。

2. 分类

（1）按信息的性质划分　从信息的性质角度，信息可以划分为语义信息和非语义信息。语义信息指的是通过语言、文字，以及具有明确含义的符号来描述和传达的信息；非语义信息则指的是通过声音、颜色、实物等感官体验，以及不具有直接语义含义的符号所承载的信息。

（2）按信息的内容划分　从信息的内容角度，信息可以划分为科学信息、技术信息、经济信息、金融信息、市场信息、军事信息、法律信息、政务信息、文化信息及旅游信息等，每种信息都反映了特定领域的知识和动态。

（3）按信息的存在形式划分　从信息的存在形式角度，信息可以划分为文字信息、声像信息和实物信息。文字信息是通过文字（包括符号、代码等）的形式呈现和表达的信息内容，比如书信、图书、报刊、专利等所包含的内容；而声像信息则是通过音频、视频等媒介来承载和传递的信息内容，比如谈话、讲演、录音、录像等所传达的信息；实物信息则是通过具体的实物来承载和传递的信息内容，如样品、文物等所传递的信息。

（4）按信息的价值划分　从信息的价值角度，信息可以划分为有害信息和无害信息。有害信息指的是那些可能对我们的生产、生活、学习造成负面影响的信息，例如虚假信息、诈骗信息等。无害信息可以根据其实用性进一步细分为有用信息和无用信息。有用信息是指那些对我们的生产、生活、学习具有正面作用的信息，能够帮助我们提升效率、增长知识或解决问题。无用信息则是指那些暂时对我们没有直接用处或无法直接利用的信息。

（二）数据

1. 定义

数据是指基于事实或观察得到的结果，是表示客观事物的、未经加工的原始素材。数据实质上是人类为了理解和记录客观世界而创造的符号表示方式，它们源自对现实世界中地点、事件、对象或概念的观察和实验，直接反映了这些事物的真实状态和特征。

数字、文字、图形、图像、声音、味道及计算机代码等都属于数据。数据本身是孤立、互不关联的，如果没有上下文和解释，数据仅仅是一种描述，如"20161206"只是一串数字。

2. 分类

（1）按表现形式划分 数据根据表现形式，可以分为模拟数据和数字数据，模拟数据是指连续型的值，如声音、温度、图像等；数字数据是指离散型的值，如符号、文字等。

（2）按描述方式划分 数据根据描述方式，可以分为定性数据和定量数据。定性数据采用定性的描述方式；定量数据采用定量的描述方式。例如，数字就是一种最简单的对世界进行定量刻画的方式。

（3）按记录方式划分 数据可以通过表格、影像、磁带、纸张、地图等方式进行记录。在计算机系统中，数据是以二进制形式存在的，具体表现为 0 和 1 的组合序列。这种二进制表示方式是计算机系统处理、存储和传输数据的基础。

（三）知识

1. 定义

知识是指人们在认识和改造客观世界的实践中所获得的认识和经验的总和，是在人们感知、获取、筛选、处理和提炼信息的过程中，逐步形成的对客观事物本质和规律的理解。从信息论的角度解析，知识可以被视为人类大脑对信息进行有序重排和系统化整理后得到的集合。在这个过程中，信息是构成知识的基石，获取和加工信息是大脑形成知识不可或缺的先决条件。简而言之，知识是人类大脑以信息为基石，经过深度加工和提炼后形成的智慧结晶，它真实地反映了人类社会生活与生产实践的各个方面。不断积累下来的知识可以为后人提供宝贵的指导，以推动生产实践向前发展。而这一过程又将创造出新的信息，获得新的知识，通过更高形式的不断循环，使信息愈加丰富，知识愈加全面，从而推动人类社会不断向前发展。

知识具有传递性、共享性、非损耗性和可再生性等特点。

2. 分类

（1）按复杂性划分 从知识的复杂程度角度，知识可以划分为显性知识和隐性知识。显性知识是用系统的、正式的语言、文字传递的知识。显性知识可以被编码与度量，可以被清晰地表达，易于传播，可以用计算机进行处理。隐性知识是一种深植于个体大脑中、非结构化和情境依赖的知识，它通常以直觉、经验、技能、推断和价值观等不易言明的形式体现。隐性知识难以被系统地编码和量化，也难以用语言精确地描述。然而，它是人类智慧和创造力的源泉，通常需要通过个人之间的直接交流、实践中的观察学习，以及师徒传承等方式来进行传递和分享。

（2）按获得方式划分　从知识的获得方式角度，知识可以划分为直接知识和间接知识。直接知识是基于个体亲身体验所累积的经验总结，它源于个人直接或间接的经历，并通过理性的思维方式进行提炼、总结和概括，最终形成对事物和对象的科学、理性的认识成果。这种知识反映了个人对世界的深入理解和洞察。间接知识是指来自非亲身体验的资料，通过阅读和解读他人使用语言文字符号所表达的理性思考，个人在接收、记忆和理解的过程中，逐渐形成自己对对象和事物的科学、理性的认识成果。这种知识是建立在前人经验和智慧的基础上，通过学习和借鉴来获取的。

（3）按内容划分　从知识涉及的内容出发，知识可以划分为自然科学知识、社会科学知识，以及哲学知识。当人们通过实践活动去改造自然时，他们从中获得的知识被称为自然科学知识；而在人们努力改造社会的实践中，所积累的知识被称为社会科学知识；当人们将自然、社会和思维的知识进行深度概括和提炼时，这种综合性的理解被称为哲学知识。

（4）按表达内容的角度划分　从知识表达内容的角度，知识可以划分为事实知识、原理知识、技能知识，以及人力知识。客观事实的直接陈述，被称为事实知识，它聚焦于"是什么"的层面，代表了知识最基础、最原始的形态。对于自然规律和原理的掌握，被称为原理知识，它揭示了"为什么"的深层原因。在技术、技巧和能力的领域中，我们积累的知识被称为技能知识，它专注于"怎么做"的实践方法。最后，当我们了解谁拥有何种知识和能力时，这类知识被称为人力知识，它侧重于"是谁"的知识储备。

（5）按反映的活动形式划分　从知识反映的活动形式角度，知识可以划分为理性知识和感性知识。一方面，对客观事物本质和规律性的深入理解，被称为理性知识。这种知识是通过思维活动和逻辑推理的精细加工后形成的，构成了我们知识体系的核心部分。另一方面，对客观事物的直观描述及对现象和事实的直观感知，被称为感性知识。感性知识并未经过深入的思维或逻辑加工，而更多地依赖直观感受和体验。

（四）情报

1. 定义

情报是指被传递的知识或信息，是知识的激活，是运用一定的媒体（载体）越过空间和时间传递给特定用户，解决科研生产中的具体问题所需要的特定知识和信息。

情报是人类社会活动的产物，是物质世界与精神世界交互作用的结晶。在人类不断追求对自然与社会深刻认识、发展与创新的过程中，物质生产与科学实验的实践中，情报得以源源不断地被创造、交流与利用。在日常生活中，无论我们是否意识到，都在不同的领域里，自觉或不自觉地传递着情报、接收着情报，并利用这些情报。随着现代科学技术的飞速发展、市场竞争的日益激烈，情报的种类也日益丰富，除了传统的军事情报、经济情报、政治情报和科技情报外，还涌现出了商品情报、市场情报等。这些情报已经渗透到社会的各个行业和领域，成为推动经济、政治、军事、文化，以及科学技术向前发展的重要支撑条件。

情报具有知识性、传递性和效用性等属性。

2. 分类

（1）按内容范围划分　从情报涉及的内容范围角度，情报可以划分为科技情报、社会情报、经济情报、政治情报、军事情报、体育情报等。这些分类使得情报能够更好地满足不同领域和行业的特定需求。

（2）按使用目的划分　从情报的使用目的角度，情报可以划分为战略情报和战术情报。战略情报通常关注长远规划、全局决策和宏观趋势，为制定战略方针和长期目标提供关键信息和支持；战术情报则更侧重于具体的实施细节、短期操作和即时反应，为战术层面的决策和行动提供实时、准确的信息指导。

（3）按传播形式划分　从情报的传播形式角度，情报可以划分为口头情报、书面情报、电信情报、实物情报与信号情报等，以及通过音像媒介传递的情报等多种类型。

（4）按公开程度划分　从情报的公开程度和保密级别角度，情报可以划分为公开情报、秘密情报、机密情报和绝密情报。

（5）按交流方式划分　情报的交流主要依赖于文献、口头及视听三种方式。其中，文献交流占据了核心地位，成为情报交流的主要手段。

（五）文献

1. 定义

文献是指包含知识内容或艺术内容的有形的或无形的实体，它作为一个单元被构想、制作和发行，形成单一书目描述的基础。具体地说，文献是指采用文字、图像、符号、声频、视频等记录手段，将知识以特定的形式记录在物质载体上而形成的结合体。如书籍、期刊、报告、录音带、录像带、光盘等，它们不仅能够存储知识，还能通过阅读、播放、复制等各种方式进行传播。

文献在知识传播、学术交流和科研工作中扮演着重要的角色，是获取和传递知识的重要工具。它们是人类在漫长岁月中，通过生产实践、科学技术探索和社会交往活动所留下的真实历史印记，它们承载着人类文明的丰富瑰宝，因此具有无法估量的历史文物价值。

2. 要素

文献承载着知识信息存储、知识信息传递、教育和娱乐等基本功能。从文献的定义可以看出，内容信息、物质载体、符号系统，以及记录方式是构成文献的四个基本要素。

（1）**内容信息**　内容信息即文献所记录的具体知识、数据和思想，内容信息是文献的核心，是文献存在的根本和灵魂。

（2）**物质载体**　物质载体是被用作记录知识的实际物质材料，是承载知识的物理形式，可以是纸张、布帛、竹简等传统材料，也可以是电子设备、光盘、硬盘等数字存储介质。载体是文献的外在形式，它为知识的记录、保存和传播提供了物质基础，是知识传承和发展的重要工具。

（3）**符号系统**　符号系统是用于表达内容信息的符号、语言或代码，如文字、符号、图像、声音、动作、视频等，符号系统使得知识能够在人与人之间进行有效地传递和理解。

（4）**记录方式**　记录方式是记录知识的表现形态，如浇铸、刻画、人工书写、石印、铅印、复印、磁记录、计算机输入等，是把知识存附在载体上形成文献的手段。

（六）信息、数据、知识、情报和文献之间的关系

信息是数据背后的深层含义，它是对数据进行解读和处理的结果。信息源于数据，但并非仅仅是数据的简单呈现，而是对数据进行深入分析和理解的产物。信息反映了客观世界中各种事物的特征，它能减少消息或数据中描述事件的不确定性，为决策和行动提供有价值的参考，使我们能够更好地适应和改变环境，推动社会的进步和发展。

数据是信息和知识的符号表示，可以是符号、文字、数字、语音、图像、视频等。数据是原始的、零散的，数据本身是没有意义的，数据经过处理依然是数据，人们只有对数据进行解释和理解之后，才可以从数据中提取出有用的信息。从数据抽象到信息的过程，就是对数据进行解读和释义的过程。

知识是人们对某件物品或某种现象的理论性或实践性的理解，是人类通过对信息的加工和吸收，形成的对自然界、人类社会以及思维方式与运动规律的系统化认识与掌握。知识是对信息的深入理解和高度概括，信息则是构成知识的原始素材或原料，只有通过人类的思维加工和系统化整理，这些原料才能转化为有价值的知识。知识应用于实践后又可能产生新的信息。

情报是指为解决特定问题而被人们激活和利用的知识。情报既可以直接表现为知识形态，也可以以数据或信息的形式存在，其关键在于能够在实际应用中产生效益。情报的价值在于人们能够从中获取所需的知识信息，并通过运用这些知识信息来解决问题，实现效益的最大化。

将知识记录在特定的物质载体上，则形成了文献。人们利用文献，实际上是在利用和交流文献中所记录的信息、知识和情报。信息、知识和情报必须依附于某种物质载体，以文献的形式存在，才能跨越时间和空间的限制，得以保存、传递并被人们所利

用。因此，文献是信息、知识和情报存储、传递、利用的重要媒介和方式。

二、信息素养的内涵、起源及发展

（一）信息素养的内涵

信息素养，也称为资讯素养。它是建立在信息意识、信息知识、信息伦理的基础上，通过确定、检索、获取、评价、管理信息来解决所遇到的问题，并以此重新构建自身知识体系的一种综合能力和基本素质。信息素养能力能够帮助人们有效地发现自身的信息需求，并运用各种不同的信息来源进行寻找、检索、获取、判断和组织信息，并促进其利用、交流和传播。

具体而言，信息素养要求个体具备敏锐的信息意识，即能够意识到信息在日常生活、学习及工作中的重要性，并能主动识别和利用信息来优化决策过程。在信息知识方面，个体需要掌握信息检索技巧、数据库使用、数据分析方法，以及信息组织与管理的基本原则。批判性思维是信息素养的重要组成部分，它要求个体在接收信息时保持审慎态度，能够评估信息的准确性、可靠性、时效性以及潜在偏见，从而作出明智的判断。此外，信息素养还强调信息的合法使用与伦理责任，包括尊重知识产权、保护个人隐私、避免信息滥用及误传，以确保信息交流的健康与有序。在信息交流与传播层面，信息素养促使个体成为积极的信息分享者，他们不仅能够有效传达信息，还能在团队协作、公共讨论中促进知识的共享与创新。此外，信息素养还是终身学习的基础，它鼓励个体在信息技术快速发展的时代背景下，持续更新知识和技能，以适应不断变化的信息环境，并在此过程中展现出高度的自我意识、自我管理和自我提升。

（二）信息素养的起源与发展

美国信息产业协会主席保罗·泽考斯基（Paul Zurkowski）于 1974 年首次提出信息素养的概念，他指出"新兴的信息服务环境催生了信息服务，这项服务要求针对大型计算机(信息)搜索进行用户培训，用户需要的信息技能即为信息素养"，强调用户需接受针对大型计算机信息检索的培训，这种必备的信息技能即构成了信息素养的雏形。随后，在 1989 年，美国图书馆协会（American Library Association，ALA）于其年度报告中深化了这一概念，指出"信息素养是个体能够认识到何时需要信息，能够检索、评估和有效地利用信息的综合能力"。进入 21 世纪，信息素养的内涵进一步丰富。2015 年，美国大学与研究图书馆协会（Association of College and Research Libraries，ACRL）在其《高等教育信息素养框架》中，对信息素养给出了更为详尽的阐释，指出"信息素养是指包括对信息的反思性发现，对信息如何产生和评价的理解，以及利用信息创造新知识并合理参与学习团体的一组综合能力"。信息素养的这一演变历程映射出信息社会对个体能力要求的逐步提升，其已从单一技能范畴跃升至一个包含多维度能力的综合体系。随着时代的进步和发展，人们对"信息素养"这一概念的理解和认识还在不断深化和拓展。

与信息素养概念的演进相伴而行的，是信息素养教育的不断发展。有证据显示，在17世纪的德国大学图书馆，已经举办了关于参考书、学习技巧、图书馆使用等方面的讲座。这些讲座旨在教育读者更好地利用图书馆资源，提高他们的信息获取和利用能力。这些早期的读者教育活动，可以被视为信息素养教育的雏形。1876年梅尔维尔·杜威（Melvil Dewey）首次提出图书馆员应转变为教育家的观念，对信息素养运动的发展产生了深远的影响。他强调了图书馆员在教育过程中的重要作用，认为他们应该成为知识的导航者和教育的推动者，帮助读者解决信息获取、鉴别和使用过程中的问题。这一观念的提出，标志着信息素养教育开始从简单的读者教育向更为系统和全面的方向发展。

在20世纪七八十年代，一场图书馆读者教育运动在英国、加拿大、美国、德国和澳大利亚的高校图书馆中展开。这一运动的目的是向新生传授图书馆的使用技巧，培养他们获取和利用信息的能力。因此，这些高校图书馆为新生开设了短期的图书馆使用课程，内容主要包括如何查找和获取图书馆资源、使用图书馆设施以及掌握基本的文献检索技巧等。同时，这些高校图书馆也为本科生和研究生提供了更深层次的信息素养课程。这些课程旨在提高学生的信息素养能力，不仅涵盖了传统的图书馆使用技能，还涉及信息评估、信息管理、信息创造和信息道德等多个方面。通过学习这些课程，学生不仅能够掌握如何获取和利用信息，还能够学会评估信息的可靠性和准确性，进行创新性思考，并利用信息技术工具和资源进行信息处理和交流。

自20世纪80年代以来，随着互联网的蓬勃发展和广泛普及，信息素养的重要性得到了更加深入关注和普遍认可。为了促使全球各国政府重视信息素养并将其纳入系统的教育计划，联合国教科文组织于2003年和2005年分别召开了以信息素养为主题的世界性大会，并发布了两个重要的宣言——《布拉格宣言》和《亚历山大宣言》。《布拉格宣言》强调了信息素养作为一种基本能力和参与社会的先决条件，能够确定、检索、评估、组织和有效地生产、使用和交流信息，并解决所遇到的问题，是终身学习的一种基本人权。它明确指出信息素养在推动社会发展、提升人们的生活水平和促进人类进步中的重要作用。《亚历山大宣言》则进一步强调了信息素养和终身学习在信息社会中的关键作用，它们是通向发展、繁荣和自由道路上的灯塔。信息素养作为终身学习的核心，能够帮助所有人实现共同发展，为构建更加公正、包容和进步的社会奠定基础。通过这些宣言，信息素养的价值得到了全球范围内的高度重视。

在当今信息爆炸的时代，信息素养逐渐成为现代社会人们必备的一项基本素质。无论是在学术研究、职业生涯还是日常生活中，人们都需要具备快速、准确地获取和利用信息的能力，以便作出明智的决策并保持竞争力。信息素养的应用已经渗透到各个领域和行业，无论是在教育、医疗、金融还是企业管理等领域，都需要具备高水平的信息素养来应对日益复杂的信息环境。全球各国对信息素养的培养和教育给予了高度重视，并将其纳入教育体系和职业培训中，以提高个人和社会整体的素养水平。

▌三、信息素养能力标准与框架

信息素养作为一种适应现代信息社会的综合能力和基本素质，越来越受到人们的关注。随着社会环境的发展和变化，一些信息素养评估标准应运而生，使衡量个人信息素养水平的方式更加精细化、规范化。

（一）信息素养能力标准

在 20 世纪末，随着第一代互联网的普及，人们开始接触到大量的、未经筛选的、瞬息万变的信息，这些信息形式多样，构成了一个复杂的信息使用环境。为了应对这一挑战，美国大学与研究图书馆协会在 2000 年 1 月正式颁布了《高等教育信息素养能力标准》。该标准强调了在这样一个信息环境下，人们必须具备获取、评价、鉴别、整合和交流信息的能力，并遵守信息化社会的秩序。《高等教育信息素养能力标准》包括 5 个标准和 22 项指标，见表 1-1。

表 1-1 高等教育信息素养能力标准

标准	指标
有能力决定所需信息的性质和范围	1. 能够定义和描述信息需求
	2. 能够找到多种类型和格式的信息来源
	3. 能够权衡获取信息的成本和收益
	4. 能够重新评估所需信息的性质和范围
有能力有效地获得需要的信息	1. 能够选择最合适的研究方法或信息检索系统查找需要的信息
	2. 能够构思有效的策略
	3. 能够运用各种各样的方法从网上或亲自获取信息
	4. 能够改进现有的搜索策略
	5. 能够摘录、记录和管理信息及其出处
有能力评估信息及其出处，然后把挑选的信息融合到自己的知识库和价值体系	1. 能够从收集到的信息中总结要点
	2. 能够清晰表达并运用初步的标准来评估信息和它的出处
	3. 能够综合主要思想来构建新概念
	4. 能够通过对比新旧知识来判断信息是否增值，是否前后矛盾，是否独具特色
	5. 能够决定新的知识对个人的价值体系是否有影响，并采取措施消除分歧
	6. 能够通过与其他人、学科专家或行家的讨论来验证对信息的诠释和理解
	7. 能够决定是否应该修改现有的查询

（续）

标准	指标
有能力有效利用信息来实现特定的目的	1. 能够把新旧信息应用到策划和创造某种产品或功能中
	2. 能够修改产品或功能的开发步骤
	3. 能够有效地与别人就产品或功能进行交流
熟悉许多与信息使用有关的经济、法律和社会问题，并能合理合法地获取信息	1. 了解信息和信息技术有关的伦理、法律和社会经济问题
	2. 遵守获取和使用信息资源相关的法律、规定、机构性政策和礼节
	3. 在宣传产品或性能时声明引用信息的出处

（二）中医药信息素养框架

2015 年，美国大学与研究图书馆协会发布了《高等教育信息素养框架》，该框架主要引入了"元素养（metaliteracy）"的概念。元素养要求学习者在行为、情感、认知，以及元认知四个目标领域积极参与信息生态系统。该框架对信息素养的定义是"一种综合能力，包括对信息的反思性发现，理解信息如何产生和评价及利用信息创造新知识并合理参与学习团体"。这个框架强调信息素养不仅仅是获取和利用信息，还包括对信息的深度理解和创新应用。它要求学习者具备反思性发现信息的能力，理解信息的产生和评价过程，并能够利用信息创造新知识。此外，它还强调了学习者需要合理参与学习团体，与他人共享知识和经验。这个框架的提出，为高等教育中的信息素养教育提供了新的思路和方向。它要求教育者不仅要教授学生如何获取和利用信息，还要培养他们的批判性思维和创新精神，使他们能够更好地适应信息社会的需求。《中医药信息素养框架》参照《高等教育信息素养框架》，包含以元素养概念为基础的 6 个主题。

1. 权威的建构性与情境性

中医药信息素养中的权威的建构性与情境性是指权威不是一种固定的、绝对的属性，而是随着情境和语境的变化而不断被建构和重塑的。首先，权威的建构性意味着权威是通过一系列的互动、协商和共识而形成的。在信息环境中，权威不仅仅是由某个个体或组织所赋予的，而是通过参与者在信息交流和知识建构过程中的互动和合作而逐渐建立起来的。这种建构性的权威更加注重参与者的主体性和能动性，鼓励他们在信息交流中积极发表观点、分享经验和提供资源，从而形成更加多元、开放和包容的信息环境。其次，权威的情境性意味着权威是随着情境的变化而不断变化的。在信息环境中，不同的情境、领域有着不同的信息需求和知识背景，因此权威也会随着这些变化而变化。例如，在某个特定的学术领域中，一些专家或学者的观点可能会被视为权威性的，而在另一个领域中则可能不被视为权威。最后，随着新技术的不断涌现和应用，信息环境也在不断变化，因此权威也需要不断适应新的情境和语境。

2. 信息创建的过程性

中医药信息素养中的信息创建的过程性是指信息创建并不是一个单一的、孤立的行为，而是一个连续的、迭代的过程。这个过程通常包括以下几个步骤。

（1）**确定信息需求** 在进行信息创建之前，首先需要明确自己需要什么样的信息，这些信息用来解决什么问题。

（2）**收集信息** 根据需求，通过各种渠道收集相关的信息。这些渠道包括图书馆、互联网、专业数据库等。

（3）**评估信息** 收集到的信息并不都是有用的，需要对这些信息进行评估，判断其可信度、准确性和相关性。

（4）**处理信息** 对收集并评估过的信息进行整理、分类、归纳等处理，使其变得更加有条理和系统化。

（5）**创造新的信息** 在以上步骤的基础上，结合自己的思考和判断，创造出新的信息或知识。

（6）**分享与交流** 将创建的新信息与他人分享和交流，以促进知识的传播和应用。

信息创建的过程性强调了中医药信息素养中批判性思维和问题解决能力的重要性。它要求学习者不仅能够收集和获取信息，还能够对信息进行评估、处理和创造，从而解决实际问题或推动知识的发展。同时，这个过程也强调了与他人的交流和合作，鼓励学习者在信息创建过程中与他人分享知识、经验和观点，以促进知识的共享和创新。

3. 信息的价值属性

信息的价值属性是中医药信息素养中的一个重要概念。信息的价值取决于其稀缺性、实用性和及时性。

（1）**稀缺性** 信息越是少见和难以获取，其价值就越高。这种稀缺性可能是由于信息来源的限制、信息的独家拥有或者信息的生产成本较高。

（2）**实用性** 信息能够对决策和行动产生积极的影响，其价值就越高。如果信息能够帮助人们作出更明智的决策或提高工作效率，那么它就具有实用价值。

（3）**及时性** 信息的时效性越高，其价值就越高。及时获取和利用信息可以帮助人们更加准确地作出决策和行动。如果信息已经过时或者不再相关，那么它的价值就会降低。

此外，信息的可靠性也是决定其价值的重要因素。可靠性是指信息的真实度、准确度和完整度。如果信息来自可靠的来源、经过验证和审核、包含全部重要信息，那么它的可靠性就更高，因此更有价值。

4. 探究式研究

中医药信息素养中的探究式研究是一种以问题为导向，通过收集、分析、评价和利用信息来寻找答案和解决问题的方法。这种研究方法强调对信息的批判性思维和独立思考，以推动知识的创新和发展。

在探究式研究中，研究者首先需要明确研究问题，然后通过各种途径收集相关的信息。这些信息可能来自文献、实验数据、调查结果等。接着，研究者需要对收集到的信息进行整理、分析和评价，以确定其可靠性和有效性。在信息分析过程中，研究者需要运用批判性思维，对信息进行深入思考和推理，评估信息的来源、可信度、相关性和逻辑性，以确定其是否能够支持自己的研究结论。最后，研究者需要将分析结果转化为具体的研究结论，并对其进行解释和讨论。他们需要将研究成果与已有知识进行比较和整合，以推动知识的创新和发展。

探究式研究方法在中医药信息素养中具有重要意义。它不仅能够帮助研究者更好地理解和解决问题，还能够培养他们的批判性思维和独立思考能力。同时，探究式研究方法也有助于推动知识的创新和发展，为社会的进步和发展作出贡献。因此，在培养信息素养的过程中，我们需要注重探究式研究方法的培养和实践。通过参与科研项目、进行实验研究、撰写学术论文等方式，我们可以提高自己的探究式研究能力，为未来的学习和工作打下坚实的基础。

5. 对话式学术研究

中医药信息素养中的对话式学术研究是一种强调学术交流和合作的研究方式。在这种研究方式中，学术界通过对话、讨论和合作来推动知识的创新和发展。对话式学术研究的核心是学术交流和合作。研究者们通过参加学术会议、研讨会、讲座等活动，与其他同行进行交流和讨论，分享研究成果和经验。这种交流和讨论有助于拓宽研究思路，发现新的研究领域和问题，提高研究水平和质量。此外，对话式学术研究还强调跨学科、跨领域的合作。不同领域的研究者可以通过合作，共同解决复杂问题，推动多学科知识的融合和发展。这种合作有助于打破学科壁垒，促进知识的交叉和创新。

6. 战略探索式检索

中医药信息素养中的战略探索式检索是一种有目标、有策略、有步骤地寻找和获取信息的过程。它要求检索者明确信息需求，确定信息来源和查询方式，设计检索策略，选择合适的检索工具，并根据检索结果调整策略和获取更多信息。

战略探索式检索的核心是确定信息需求和检索目标。检索者需要明确自己需要解决什么问题，需要哪些类型的信息，以及从哪些来源获取这些信息。在确定目标后，检索者需要选择合适的检索工具和方式，例如使用搜索引擎、数据库查询等。

设计检索策略是战略探索式检索的重要步骤。检索者需要运用发散思维和收敛思维，确定检索关键词和短语，制定合适的查询方式和逻辑关系。同时，检索者需要根据实际情况选择合适的检索语言和表达方式。

在执行检索的过程中，检索者需要根据检索结果不断调整和优化检索策略。如果结果不满意或不够全面，检索者需要重新审视关键词、查询方式和来源，并尝试其他策略或更换其他检索工具。

战略探索式检索是一种动态过程。因需求变化、任务完成情况、结果可用程度等因素，检索者需要随时调整检索策略和目标。同时，检索者的能力和认知也会影响检索过程。因此，培养良好的信息素养和提高信息能力有助于更好地进行战略探索式检索。

四、中医药信息素养的概念及内涵

（一）中医药信息素养的概念

中医药信息素养是指人们在学习、研究和实践中，掌握中医药基本理论、基本知识和基本技能，具备对中医药信息资源进行有效获取、处理、分析和利用的能力。中医药学是一个源远流长、充满智慧的医学领域，承载着中华民族数千年的医学实践和经验。它以独特的理论体系和丰富的临床实践，为人类健康事业作出了卓越贡献。在当今信息化社会，中医药工作者需要具备较高的信息素养，以适应不断变化的信息环境，更好地利用信息技术手段进行学习、研究和临床实践。与此同时，随着医学信息化的快速发展，中医药学信息素养对于中医药高等教育的学生来说具有越来越重要的意义。培养学生的信息素养以提高学生的自主学习能力、创新能力和实践能力，已成为现代教育的一项核心任务。

2002 年 4 月，国际医学教育组织发布了《全球最低医学教育基本要求》，强调了计算机和通信技术在医学教育中的应用。毕业生必须了解信息技术和知识的用途和局限性，并能够在解决医疗问题和决策中合理应用这些技术。该要求设定了五项标准，其中第一项标准是能够从不同的数据库和数据源中检索、收集、组织和分析有关卫生和生物医学信息；第二项标准是从临床医学数据库中检索特定患者的信息；第三项标准是运用信息和通信技术帮助诊断、治疗和预防，以及对健康状况的调查和监控；第四项标准是懂得信息技术的运用及其局限性；第五项标准是保存医疗工作的记录，以便进行分析和改进。

2008 年 6 月 26 日，教育部办公厅、国家中医药管理局办公室发布了《高等学校本科教育中医学专业设置基本要求（试行）》《高等学校本科教育中药学专业设置基本要求（试行）》等文件。这些文件指出，本科中医学、中药学专业学生在完成学业时，专业水平应达到"掌握一门外国语，能查阅本专业外文资料""熟练运用计算机，掌握文献检索、资料查询的基本方法"，中医学专业学生专业水平还应达到"掌握医古文的基本知识，具备熟练阅读中医古典医籍的能力"等。

2012 年 12 月 28 日，教育部、国家中医药管理局印发《本科医学教育标准－中医学专业（暂行）》文件，该标准包括毕业生应达到的基本要求（30 项）和办学标准（10 个领域）两个部分。基本要求包括思想道德与职业素质目标、知识目标和临床能力目标三部分，其中临床能力目标的第八、九、十条指出，中医学专业毕业生应"具有信息管理能力，能够利用图书资料和计算机数据库、网络等现代信息技术研究医学问题及获取新知识与相关信息""具有阅读中医药古典医籍，以及搜集、整理、分析临床医案和医学相关文献的能力""具有运用一门外语查阅医学文献和进行交流的能力"。

中医药信息素养的培养是一项综合性的任务，需要满足多方面的要求。首先，中医药信息素养的培养需要符合国际《高等教育信息素养能力标准》《高等教育信息素养框架》和《全球最低医学教育基本要求》的标准，这些标准为中医药学生的信息素养培养提供了国际化的参考和指导。同时，中医药信息素养的培养还需要符合国内医学、中医药学相关标准对中医药信息素养的要求。这些标准体现了国内医学界和教育界对中医药信息素养的期望和要求，为中医药学生的信息素养培养提供了具体的方向和目标。此外，中医药信息素养的培养还需要结合中医药学科自身专业特色和发展需求。中医药学是一门独特的医学学科，具有丰富的理论体系和临床实践经验，因此，在培养中医药学生的信息素养时，需要注重对中医药基本理论、基本知识和基本技能的掌握，同时还需要培养学生对中医药信息资源的获取、筛选、整理和利用的能力。

（二）中医药信息素养的内涵

中医药信息素养是信息素养在中医药领域的深化应用和独特体现。由于中医药领域信息的专业性和复杂性，对信息素养的要求更为特殊。中医药信息素养的核心在于对中医药信息的深入理解和应用，要能够理解中医药信息的内涵和外延，把握其核心价值和应用方向，为临床实践和科研提供有价值的支持。

中医药信息素养的内涵主要体现在以下几个方面。

1. 中医药信息意识

中医药信息意识主要体现在以下两个方面：一是对中医药信息的深刻认识。在中医药领域，信息是临床决策的重要依据，具备对信息的敏感度和重视度至关重要。认识到信息在中医药实践中的核心作用，并主动寻求、及时获取最新的中医药信息，能为患者提供更加精准有效的治疗方案。二是对中医药信息价值的准确判断。在浩如烟海的中医药信息中，甄别信息的真伪、判断信息的价值是一项重要能力。基于深厚的中医药理论知识和实践经验，运用科学的信息处理方法，准确评估信息的价值，有助于筛选出对临床实践和科研具有指导意义的高质量信息。

[案例 1-1]　信息意识觉醒，推动中医药研究发展

张教授是一位从事中医药研究的专家，他一直致力于了解最新的中医药研究成果和治疗方法，以推动自己的研究工作。然而，他之前并未意识到主动寻找和获取相关的中医药信息的重要性。一天，在参加一个中医药学术会议时，他偶然听到了一句话："信息是黄金，不在于多而在于精。"这句话深深地触动了张教授，他意识到信息的价值，并开始积极主动地通过多种渠道获取和筛选信息。他利用学术期刊、专业网站、学术会议等多种途径获取最新的中医药信息。在获取信息后，他会认真筛选和评估，判断信息

的真实性和可靠性，并把这些信息应用到自己的研究工作中。他还能够与其他研究人员分享和交流信息，以促进中医药领域的发展。通过不断获取和评估最新的中医药信息，张教授成功地发现了新的中药材及其药效作用，并开发出了更加有效的中药新药。他的研究成果被广泛应用于临床实践，为患者提供了更好的治疗方案。张教授的信息意识不仅为他自己的研究工作带来了成功，也为中医药事业的发展作出了重要贡献。

[案例 1-2] 泄露研究机密，丧失成果与声誉

在一个享有盛誉的中医药研究机构中，小周以其出色的研究才能被寄予厚望，他负责一项关于新型中药材的突破性研究。然而，随着研究的深入，小周却未能充分意识到信息保密对于研究的重要性。他没有采取适当的安全措施来保护研究资料和珍贵的实验数据，更糟糕的是，他甚至未对涉及项目敏感信息的内容进行保密处理。一天午后，在一段看似无害的闲聊中，小周不经意间向同事透露了该研究项目的核心机密。不幸的是，这段对话被一位竞争对手偷听到了关键信息。这位对手迅速行动，利用听取来的信息解决了实验中的瓶颈问题并抢先申请了相关专利，使小周的研究成果付诸东流，研究项目被迫中断。由于小周缺乏必要的信息保密意识，他不仅失去了自己辛勤努力的研究成果，还给研究机构带来了巨大的声誉损害和经济损失。

由以上案例我们可以得知，具备信息意识对于我们取得成功至关重要。通过敏锐的信息意识和积极的信息获取与利用，我们可以更好地获取最新相关信息，以提高自身的竞争力和适应能力。然而，如果缺乏信息意识，可能无法及时把握机会和资源，从而错失成功的机会。同时，缺乏信息意识还可能导致个人信息或商业机密泄漏，遭受欺诈、欺骗和声誉受损等严重后果。因此，我们必须树立强烈的信息意识。只有具备敏锐的信息意识，才能更好地适应不断变化的环境，抓住更多的机会和资源，作出科学合理的决策，避免因缺乏信息意识而导致风险和损失。

2. 中医药信息知识

中医药信息知识主要包括医学基础知识和信息处理技术两个方面。医学基础知识除了中医药的基础理论和实践知识外，还包括医学伦理、医学法律等方面的知识，这些知识有助于理解医学信息的背景和语境，从而更准确地应用和评估信息。信息处理技术（如文献检索和数据挖掘等）是高效获取和利用医学信息的有效工具。掌握这些技术有助于迅速定位和筛选出高质量的医学信息，从而更好地为临床实践和科研提供指导。此外，运用数据挖掘技术从海量数据中提取有价值的信息，包括中医药古籍所蕴含的知识，可以进一步推动中医药研究的深入和发展。

3. 中医药信息能力

中医药信息能力主要是指获取、处理、分析和利用中医药信息的能力。具备中医药信息能力的人能够有效地获取和处理中医药相关信息，从而为医疗、科研和实践工作提

供支持。中医药信息能力具体包括以下几个方面的内容。

（1）**获取中医药信息的能力**　首先，要善于利用专业数据库、学术期刊、临床试验报告和研究报告等渠道，获取高质量的中医药数据和信息。其次，能掌握医古文的基本知识，具备熟练阅读中医古典医籍和准确获取相关古籍信息的能力。此外，随着现代信息技术的不断发展，还应了解并掌握利用互联网、社交媒体和移动应用等工具，快速获取最新的中医药知识和信息，以保持与时俱进。

（2）**处理中医药信息的能力**　在获取中医药信息后，必须具备处理这些信息的能力，包括仔细筛选、整理、分类、去重和格式化信息，以便更有效地进行后续的分析和利用。为了高效处理中医药数据，还应掌握一些文献管理、数据处理和分析工具，例如EndNote、Excel、SPSS 和 CiteSpace 等。通过合理使用这些工具，能够更快速、准确地处理和分析中医药数据，为医疗、科研和实践工作提供更加准确和可靠的信息支持。

（3）**分析中医药信息的能力**　在中医药领域，具备运用统计学、生物信息学和数据挖掘等技术，对中医药数据进行深入分析和挖掘的能力至关重要。良好的中医药信息分析能力有助于更好地把握中医药领域的核心问题，为临床决策、药物研发和科学研究提供有力支持。

（4）**利用中医药信息的能力**　根据临床实践和科研的具体需求，巧妙地运用经过获取、处理和分析的中医药信息为决策提供支持、推动知识创新，以及优化患者管理，是中医药信息有效应用的重要体现。合理利用中医药信息，不仅能够提升医疗质量，还能加速科研进展，进而提高患者满意度，为中医药事业的持续发展贡献力量。

4. 中医药信息道德

中医药信息道德是指导中医药领域相关信息行为的重要准则，涵盖了在获取、使用和传播中医药信息的各个环节中应当遵循的道德规范与行为标准。具备中医药信息道德，不仅代表着对他人知识产权与隐私权的尊重，更是对学术规范与法律法规的严格遵守。在当今这个数字化飞速发展的时代，通过践行中医药道德规范不仅能够提升中医药信息的品质与价值，更能为整个领域营造一个诚信、公正的环境，促进中医药事业的繁荣与进步。现实中，违反信息道德的行为屡见不鲜。这些行为不仅损害个人和团体的权益，严重的甚至会对整个社会的信息环境造成负面影响。

[案例 1-3]　　未经授权传播中医药研究成果

某中医药大学的研究生小李，在导师的指导下进行了一项关于中药药理作用的研究。经过长时间的努力，他们成功地得出了有价值的实验结果，并撰写了一篇学术论文。小李急于展示研究成果，未经导师和团队其他成员的授权，私自将论文上传到了某学术网站上。这一行为引起了其他团队成员的质疑和批评，因为论文中的研究成果是团队的共同成果，小李未经授权的传播行为侵犯了其他成员的权益。为了解决这个问题，该中医药大学采取了以下措施：责令小李停止未经授权的传播行为，并删除上传的论文，对小李进行严肃批评教育，让他认识到自己的错误并改正行为。

5. 中医药终身学习能力

中医药终身学习能力，是指中医药领域的人们面对行业的持续变化和发展，保持持续学习与进步的能力。随着医学领域的快速发展，中医药新的治疗作用和手段不断被发现和创新，我们应始终保持学习的态度，紧跟科技发展的步伐，从多渠道提升中医药专业素养和实践能力。通过参加学术会议、进修学习等方式，获取最新的知识和技术，加强同行之间的经验交流，从而不断提升自己的专业水平。通过阅读专业书籍、科技文献等，培养自主学习能力，不断丰富自身知识储备。通过临床实践，掌握新技能，不断丰富自己的实践经验，提高自己的医学信息素养。

第二节　中医药信息素养教育

一、中医药信息素养教育的目标与形式

中医药信息素养教育是中医药高等教育的重要组成部分，不仅要求学生掌握中医药基础理论和基本技能，还要求他们具备对中医药信息资源的有效获取、处理、分析和利用的能力。中医药信息素养教育的目标可以从高校和社会两个层面来探讨。高校层面的目标是培养专业能力强、信息素养深厚的中医药人才，而社会层面的目标则是增进公众对中医药信息的了解，推动中医药知识的普及，规范行业发展和保障公众健康权益。这两个层面的目标是相辅相成的，共同推动着中医药信息素养教育的全面发展。

（一）中医药信息素养教育的目标

1. 高校层面的中医药信息素养教育目标

在高校层面，中医药信息素养教育的核心目标主要聚焦于培养具备卓越专业能力和深厚信息素养的中医药人才，以满足社会对高素质中医药人才的需求，为中医药事业的发展提供坚实支撑。通过系统化教育和全面培训，使学生扎实掌握中医药专业知识和信息处理技能，激发他们的创新精神和批判性思维，为未来的学术研究和实践活动奠定坚实基础。在这一过程中，高校致力于培养学生的信息道德和伦理意识，确保他们在使用和传播中医药信息时严格遵守相关规范和法律法规，尊重知识产权和隐私权。此外，中医药信息素养教育还需要注重培养学生的信息生成能力和科研思维。学生学会利用信息技术解决中医专业问题，能生成高质量的信息产品，如综述报告、学术论文、项目申请书及汇报材料等。同时，还应具备阅读理解中医古籍和外文文献的能力，形成个性化的

科研思维。

2. 社会层面的中医药信息素养教育目标

在社会层面，中医药信息素养教育承担着更加宏大而深远的目标。其核心宗旨是增进社会大众对中医药信息的了解与认识，推动中医药知识的普及和传播，进而规范中医药行业的发展，并确保公众的健康权益得到坚实的保障。具体来说，这一目标主要体现在以下几个方面。

（1）提升公众对中医药信息的认知和理解 通过信息素养教育，使公众能够更加准确、全面地获取、评价和利用中医药信息，从而提高对中医药的认知和理解水平。同时，通过信息素养教育，帮助公众辨别信息的真伪，避免受到虚假信息的误导和侵害，确保公众的健康和权益得到有效保障。

（2）推动中医药行业的创新与发展 中医药信息素养教育不仅能够帮助行业人员更好地利用信息，发现新的知识和技术，还能激发创新思维，推动中医药行业的持续发展。

（3）提升中医药在国际上的影响力和竞争力 通过中医药信息素养教育，提高行业人员在国际交流中的信息获取和表达能力，增强其在国际舞台上的地位和影响力。

（二）中医药信息素养教育的形式

传统意义上的读者教育活动，实则是信息素养培育框架内不可或缺的一环，两者共同聚焦于信息的获取、评估及运用等关键环节。然而，信息素养这一概念超越了传统读者教育的范畴，展现出更为广泛与综合的视野。它不仅深度覆盖了读者教育所强调的基础技能，还进一步向更高层级的信息处理与创新能力延伸。在此框架下，信息素养不仅包含了传统的图书馆学和情报学知识，还融入了计算机技术、网络技术，以及数字技术等现代信息技术领域的核心技能。

1. 高校层面的中医药信息素养教育形式

在高校，中医药信息素养教育形式始终与时俱进，从最初单纯的、传统的信息素养用户教育形式不断地产生变化，逐步发展为在新的信息环境下的多种信息素养教育结合的形式。

（1）新生入馆教育 新生入馆教育是大学生信息素养教育的第一课，可以帮助学生更加充分地了解和使用图书馆资源，激发大学生对中医药文化的自信。中医药高校图书馆应结合学情、校情开展入馆教育，使学生了解图书馆资源的布局、文献资源的查询方法及图书馆提供的各种服务，使大学生快速建立对图书馆的感官认识，并为学生提供信息的基础知识和信息利用的基本技能。近年来，新生入馆教育的形式从面授发展到在线学习、线上线下相结合、信息素养教育与趣味游戏结合等多种形式，帮助大学生迅速熟悉如何使用图书馆，把身边的信息宝库最大化开发利用起来。

（2）文献检索课程 数字时代赋予了医学文献检索课程新的内涵与使命，随着文献检索工具日趋完善和智能，医学文献检索正在由知识技能传授转变为临床检索思维和数字素养培养。中医药学文献检索课程是一门技能操作课，作为中医药人才培养的通识课程，旨在培养学生对中医药及相关领域文献的高度敏感性和信息意识，使他们能够快速地从大量文献资源中提炼出关键信息、知识与情报。同时，强化学生解决复杂问题的能力，激发其运用所学知识进行创新与再创造的能力。目前中医药学文献检索课程进入了一个全新的发展阶段。MOOC 平台、雨课堂等智慧教学平台，翻转课堂、案例教学、混合式教学等丰富的教学方式，为中医药学文献检索课程带来了新颖的教学体验和良好的教学效果。

（3）**信息素养培训讲座**　信息素养培训讲座以其灵活的形式和鲜明的主题，成为图书馆开展信息素养教育的重要渠道，贯穿大学教育的全过程。这些讲座可以依据不同专业的需求，由专业馆员设计并主讲，也可邀请校内外知名专家，举办各类学术前沿讲座。通过这些专题讲座，学生在学习传统课本知识的同时，及时获取国内外本专业的最新学术动态和科研成果，拓宽学生的知识面，优化其知识结构，激发学生的探索精神和求知欲，从而不断提升学生的信息意识，增强他们获取信息、分析信息及运用信息进行创新的能力。

（4）**信息素养竞赛**　组织信息素养竞赛是推进信息素养教育的一种创新且富有成效的形式。竞赛的设计与规划需明确以提升信息检索、分析、评价及利用能力为核心目标，并结合中医药领域设定具有挑战性和实用性的竞赛内容，确保竞赛规则的公平、公正与公开。在竞赛的组织与实施阶段，通过广泛宣传动员、专业培训与辅导、高效竞赛平台搭建及有序竞赛流程管理，激发学生积极参与。竞赛结束后，依据详细的评分标准，由专业评委进行公正评分与点评，及时公布成绩并表彰优秀选手，同时收集反馈意见进行持续改进。此外，竞赛成果的展示、应用与经验分享也是不可或缺的一环，它们不仅展示了竞赛的价值与意义，也为信息素养教育的普及与深化提供了宝贵的经验借鉴和参考。通过这样的竞赛形式，不仅能够有效提升学生的信息素养，还能推动信息素养教育的不断创新与发展。

（5）**书籍导读**　图书馆是大学生构建和更新专业知识体系的信息中心。课外书籍阅读是课堂教学的重要补充形式，开展书籍导读是学生较全面的信息素养教育方式。中医药图书馆员根据学科发展动态、学情，开展贯穿全年不同时期、不同对象、不同类型的开学季、毕业季、读书季、考试（研）季等活动模式，对他们进行阅读指导，最大程度地满足学生的阅读需求和缩短其获取目标文献的时间，节约学生时间和精力，更新其知识储备，增强其信息使用能力，培养其良好的阅读习惯。

2. 社会层面的中医药信息素养教育形式

在社会层面推动中医药信息素养教育，旨在提升公众及行业内人士对中医药信息的识别、理解、评价及有效应用能力，从而促进中医药文化的传承及与现代科学的融合。

（1）**公共讲座与培训**　定期邀请中医药专家、信息学家及医学图书馆员等，围绕中医药基础理论、信息检索技巧、真假信息辨识等主题，举办系列专题讲座。通过深入浅出的讲解，增强公众对中医药信息的科学认知，提高其辨别网络信息真伪的能力。结合线上与线下资源，开设中医药信息素养实操培训课程，如利用公开访问数据库进行中医药文献检索、使用中医药信息评价方法及工具等。通过模拟练习、小组讨论等形式，使参与者掌握实用的信息检索与评价技能。

（2）**媒体宣传与科普活动**　利用电视、广播、社交媒体、短视频平台等多种媒体渠道，制作并发布中医药信息素养相关的公益广告、科普短视频、图文资讯，提高公众对中医药信息素养重要性的认识。在博物馆、图书馆、社区中心等公共场所举办中医药科普展览，展示中医药历史、典籍、药材实物及现代研究成果。同时，设置互动体验区，如中医诊疗模拟、草药辨识游戏等，让公众在参与中增进对中医药文化的理解和兴趣。联合中医医疗机构，在社区、学校等地开展中医药义诊活动，结合现场咨询、健康讲座等形式，普及中医药健康知识，同时引导公众正确获取和利用中医药信息。

（3）**社区教育与志愿服务**　在社区中心、老年大学等场所开设中医药信息素养教育课程，针对老年人、家庭主妇等特定群体，提供量身定制的学习资源和指导，帮助他们更好地利用中医药信息维护自身健康。组建由中医药专业学生、志愿者及爱好者组成的团队，深入社区、养老院等地，开展中医药信息素养教育宣传、健康咨询及简单诊疗服务，增强社区居民的健康意识和信息素养。

（4）**行业交流与合作**　定期举办中医药信息素养教育论坛、研讨会，邀请国内外专家学者、行业领袖共同探讨中医药信息教育的发展趋势、挑战与对策，促进学术交流与合作。与中医药院校、医疗机构、图书馆及信息技术企业建立合作关系，共同开发中医药信息素养教育资源，如在线课程、数据库、移动应用等，推动教育资源的共享与优化。

二、中医药信息素养教育与终身学习

终身学习，作为现代社会的一种教育理念，强调个体在生命的各个阶段都应保持学习的热情和行动，不断追求知识的更新与能力的提升。它超越了传统教育的框架，将学习视为一个持续不断、贯穿一生的过程。终身学习涵盖正规教育、非正规教育和非正式教育等多种形式。终身学习在当今快速变化的社会环境中具有至关重要的意义，它不仅是个人适应快速变化环境、保持职场竞争力的关键，更是推动个人全面发展、实现自我潜能挖掘的重要途径。当前，我国正大力建设"人人皆学、处处能学、时时可学"的学习型社会、学习型大国，积极推动在线教育、远程教育等新型教育形式的发展，为个体提供更加丰富多样的学习资源和学习方式，并鼓励学校、企业和社区等各方力量共同参与终身学习体系建设，为个体提供全方位、多层次的学习支持和服务。

中医药信息素养教育作为促进中医药领域知识传播与应用的关键环节，其影响力覆盖了中医药从业者、学习者、教育者、科研人员及广大社会民众等多个群体，对推动中医药领域的终身学习具有不可忽视的作用。

对于中医药学习者而言，信息素养教育可以提供一种系统化的终身学习能力培养途径。它教授学习者如何高效利用现代信息技术工具，如搜索引擎、专业数据库等，精准检索并筛选出中医药领域的权威信息与研究成果，从而有效提升信息获取与筛选的效率与质量。此外，通过培养信息处理与分析能力，学习者能够更深入地理解中医药理论，掌握实践技能，为持续学习和个人成长奠定坚实基础。

对于中医药教育者而言，信息素养教育不仅是提升教学质量的重要工具，也是创新教学模式的驱动力。它促使教育者探索更多元化的教学手段，如在线课程、虚拟实验室等，以适应信息化时代的学习需求。同时，教育者通过信息素养教育，引导学生自主学习，培养其批判性思维与创新能力，为中医药教育的现代化转型及推动学生的终身学习提供支持。

对于中医药科研人员，信息素养教育是加速科研进程、拓宽研究视野的关键。它帮助科研人员及时获取国内外最新的研究成果、实验数据和政策导向，促进跨学科合作与交流，提升科研工作的时效性和创新性。通过信息素养教育，科研人员能够更有效地整合与分析数据，提高研究成果的准确性和影响力。此外，作为终身学习的基石，信息素养教育使科研人员能够持续不断地吸收新知，保持对科研前沿的敏锐度，为其职业生涯的长远发展注入动力。

对于社会大众，中医药信息素养教育则扮演着普及中医药知识、提升公众健康素养的角色。它使公众能够更便捷地获取中医药健康养生信息，了解中医药文化的深厚底蕴，从而在日常生活中作出更加科学合理的健康决策。而且，信息素养教育还有助于打破信息不对称，增强公众对中医药的信任与理解，促进中医药文化的传承与发展。此外，作为终身学习的组成部分，信息素养教育能够培养公众形成自我驱动学习的习惯和能力，使他们在信息快速变革的时代中，能够批判性地筛选和甄别信息，作出更加合理的选择。

第二章

中医药信息检索概述

在信息时代的大背景下，信息检索能力作为信息素养的基石，是每个人不可或缺的生存与发展技能。熟悉中医药信息资源，掌握中医药信息检索相关知识，熟练运用中医药信息检索策略，了解信息检索效果评价方法，有利于提高中医药信息检索能力，从而促进中医药信息素养的提高。

第一节　中医药信息资源的概念、特征与类型

一、中医药信息资源的概念与特征

（一）概念

中医药信息资源是指经过中医药相关人员精心筛选、有序组织、深入加工后能够存取并能满足人类需求的信息的集合。中医药学经过数千年的发展与沉淀，形成了以中医药学理论为核心框架，以丰富的临床实践经验为主体的知识体系，其知识密集度极高，具有深厚的学术根基和广泛的实用价值。中医药信息资源具有自身独有的特征。

（二）特征

1. 来源独特性

中医药信息资源主要来源于中医药古籍文献、中医临床实践经验、中医药科研成果等。如中医药古籍文献《黄帝内经》《伤寒杂病论》《本草纲目》等，这些古籍蕴含了数千年中医先辈们的智慧结晶，它们记录了中医基础理论，包括阴阳五行学说、经络学说等，这些理论是中医药信息资源的基石。

2. 数量庞大性

中医药信息资源不仅涵盖了现代科技的丰硕成果，还承载着历代传承下来的海量古

籍知识，时间跨度极为广阔，回溯历史的脉络悠长且深远，所涉及的内容丰富多样，广泛散布于各个领域。除了传统的医学典籍，诸如史书、方志、道家经典、农学著作等均蕴藏着丰富的中医药信息，它们共同汇聚成这一数量庞大的信息资源宝库。

3. 内容专业性

中医药信息资源所涵盖的知识体系、概念、理论及实践方法等方面内容专业性强，涉及中医诊断方法（望、闻、问、切）、中药的性味归经、方剂的配伍原则等。例如，在中药方面，要详细了解每味中药的炮制方法对其功效的影响，像地黄经过不同的炮制方法可分为鲜地黄、生地黄和熟地黄，功效从清热凉血到滋阴补血各有不同。

4. 文化深植性

中医药信息资源深入扎根于中国传统历史文化，其文化内涵与信息资源紧密融合且深度交织，成为不可分割的部分。中医理论中的阴阳平衡观念与中国古代哲学思想相呼应，五行（木、火、土、金、水）与人体的五脏（肝、心、脾、肺、肾）相对应，体现了整体观念和系统思维。例如，在中医养生中，春季对应木，与肝脏相关，春季养生强调疏肝理气，这种观念体现了传统文化中人与自然和谐共生的理念。

5. 应用针对性

中医药信息资源主要应用于中医药临床治疗、中医药科研、中医药教育等领域。在临床治疗中，中医师依据中医理论和以往的临床经验，为患者进行辨证论治，开具中药方剂或采用针灸、推拿等非药物疗法。在科研领域，研究人员利用中医药信息资源进行新药研发、中医药作用机制研究等。

6. 评价复杂性

对中医药信息资源进行评估、判定时所面临的情况较为复杂多样。对于古籍文献，由于其年代久远、语言晦涩，需要有深厚的古汉语和中医知识才能准确理解和评价。中医临床经验信息的评价，要考虑中医师的经验水平、临床案例的典型性等诸多因素。例如，对一个新的中医临床治疗方法的有效性评估，不仅要看短期疗效，还要考虑长期预后和对患者整体健康状况的影响。

二、中医药信息资源类型

（一）按时间划分

中医药信息资源按时间划分，可以分为古代典籍（简称古籍）和现代文献。古籍成书于古代，涵盖中医药基础理论、临床诊疗、药物应用、方剂、针灸推拿及养生保健等领域，如《黄帝内经》《伤寒杂病论》《本草纲目》等，构成中医理论核心，为后世提供学习资料。现代文献则随科技进步产生，包括研究论文、专业书籍、临床报告、实验数据等，记录中医药现代化、国际化进程，涉及中药药理、新药研发、临床评估、中西医结合、教育及文化传播等，扩展中医药学知识边界，促进中医与现代医学交流。

（二）按载体形式划分

中医药信息资源按载体形式，可以分为：手写型，包括古老形式（羊皮书、甲骨文等）和纸张手写文献（手稿、病案等），具有历史价值；印刷型，以纸张为载体，便于阅读、携带和保存，但占空间大，信息密度低；缩微型，使用感光材料（缩微胶卷等），信息密度高，保存时间长，需特定设备阅读，常用于古籍、建筑图纸等的复制、保存及使用；声像型，以感光或磁性材料为媒介（录音带、电影胶片），提供视听体验，信息直观生动；电子型（数字型），依赖现代技术（磁盘、光盘、电子图书、电子期刊、数据库等），存储密度高，检索便捷，需电子设备支持。

（三）按出版形式划分

中医药信息资源按出版形式，可以分为：图书，系统地阐述某一领域的知识，或对已有研究成果进行归纳和概括，图书内容系统、全面、可靠，但出版周期长，新颖性不足；连续出版物，包括期刊和报纸，期刊是面向特定主题或专业读者的连续出版物，具有出版周期短、信息量大、专业性强等特点，报纸是反映社会动态和信息流通的重要媒介，出版周期极短，内容新颖且实时性强，涵盖广泛的社会信息；特种文献，主要包括科技报告、会议文献、专利文献、政府出版物、标准文献、学位论文、产品资料和档案等，这些文献在内容上各具特色，但共同之处在于它们都提供某一方面或某一领域的深入、详细的信息。

（四）按发行范围划分

中医药信息资源按发行范围，可以分为：白色文献，指经过正式出版流程并广泛向社会公众发行的文献，它们在社会成员中公开流通，易于获取和查阅；灰色文献，指未通过传统出版渠道公开发行，或者发行范围受到一定限制的文献，这些文献的出版量相对较小，发行渠道也较为复杂，通常包括机构内部的报告、会议记录、内部刊物等；黑色文献，指出于保密原因或出于某种考虑而不向公众公开其内容的文献，也包括人们尚未能够完全解读或辨识其中信息的文献。

（五）按加工内容与深度划分

中医药信息资源按加工内容与深度，可以分为：零次文献，以原始形式存在、未经正式出版或未在正式渠道上广泛交流的知识信息；一次文献，作者基于自身的工作经验、研究成果等基本素材撰写而成，并通过正式渠道公开发表和交流的原始文献；二次文献，是通过对大量分散且无序的一次文献进行收集、分析、归纳和概括整理后，按照特定的规则和格式编排而成的文献；三次文献，在二次文献的指引下，对检索获得的一次文献进行深入分析、系统归纳和全面概括而形成的文献。

第二节　中医药信息检索基本知识

一、中医药信息检索的概念与分类

（一）概念

中医药信息检索是指将大量中医药文献信息按照一定的方式组织和储存起来，并根据检索课题的需求查找出有关中医药文献信息的过程。中医药信息检索的含义有广义和狭义之分。广义的中医药信息检索包括中医药信息的存储与检索两个过程。存储过程是将大量的、原本无序的中医药信息集中起来，由专业人员根据这些信息的外部特征和内容特征，经过整理、分类、提炼和标引等步骤，使其转变为系统化、有序化的信息集合，并按照特定的技术标准，构建成一个具备检索功能的工具或系统，以便于人们检索和利用。检索过程是指用户有特定的中医药信息需求时，利用已经编制好的检索工具或系统，精确地查找符合其需求的中医药文献信息的过程。狭义的中医药信息检索特指中医药信息的检出过程，即依据特定的检索方法和策略，从已经编制好的中医药文献信息检索工具或系统中，精确地查找出用户所需的中医药文献信息。

（二）分类

1. 按检索的目标和对象划分

中医药信息检索按检索的目标和对象，可以分为：文献信息检索，也称为书目检索或线索检索，核心目标是检索与特定主题或需求相关的文献，其检索结果通常包括文献的线索、文摘或全文；事实信息检索，检索对象聚焦于特定事物、事件或主题的实际情况和事实数据，它关注非数值性数据，检索结果直接提供关于某一事物的具体答案；数据信息检索，借助参考工具书和各类检索工具，来查找并获取文献中特定的数据、参数、数学公式或化学分子式等信息的过程，检索结果通常是可直接用于分析、研究或决策的各种数据。

2. 按检索系统中信息的组织方式划分

中医药信息检索按检索系统中信息的组织方式，可以分为：全文检索，检索系统中存储完整的文章或书籍内容；超文本检索，基于信息在系统中非传统线性组织方式而提出的信息检索方法，超文本检索特别强调中心节点间的语义联接结构，为了实现这种检索，系统以直观的图形化方式，清晰地展示出超文本中各个节点之间的串行关系和复杂的连接结构，使得用户可以通过浏览的方式进行查询，更加直观地获取和理解信息；超媒体检索，超媒体检索是对超文本检索的扩展和补充，其存储的对象不再局限于纯文本内容，超媒体检索还融合了静态与动态的图像、声音、视频等其他媒体信息，使得信息的存储结构从原先的单一维度跃升为多维度模式，从而极大地丰富了信息的呈现方式和表达效果。

3. 按检索手段的不同划分

中医药信息检索按检索手段的不同，可以分为：手工信息检索，是一种依赖人工操作和纸质工具来存储和检索信息的方法，人们主要利用书本型、卡片式的信息系统，通过人工翻阅的方式完成信息的检索；计算机信息检索，是利用计算机技术实现信息检索的一种方法，涵盖专题数据库检索和网络信息检索等多种形式，计算机信息检索具有检索速度快、检索途径多样和检索手段灵活等优势，是当今文献检索的主流方式。

二、中医药信息检索语言

检索语言是连接信息存储和检索两个过程的桥梁，为标引者和检索者提供了共同的语言，保证概念表达上的一致性。中医药信息检索语言是中医药信息存储与检索过程中用来表达信息概念及其相互关系的一系列概念标识，是根据检索需要创制的人工语言。

当存储信息时，标引人员首先要分析信息蕴含的主题，找出多个能代表信息的概念，形成若干概念标识。然后按照概念标识，将信息整理、编排并存储在检索系统中，使冗杂的信息有序化、相似的信息集中化、相关的信息逻辑化。当检索信息时，检索人员同样要对需求信息进行主题分析，赋予若干能代表信息需求的概念标识，然后从检索工具或检索系统中，按照一定的检索规则与技术，找出用该标识标引的信息。检索人员与标引人员使用的标识要保持一致或接近，才能保证检索结果准确、全面。

中医药信息检索语言按其表达的概念内容，主要分为表达内容特征的检索语言和表达外部特征的检索语言两大类，其中表达内容特征的检索语言主要包括分类检索语言和主题检索语言等，表达外部特征的检索语言主要包括题名、作者、序号和引文等，见表2-1。

表2-1 检索语言分类

信息特征	检索语言类型	检索语言
内容特征	分类检索语言	中图分类号、中图分类名等
	主题检索语言	主题词、关键词等
外部特征	题名检索语言	篇名、书名、刊名等
	作者检索语言	作者姓名、作者单位、第一作者等
	序号检索语言	DOI、专利号、化学物质登记号等
	引文检索语言	被引题名、被引主题

（一）表达内容特征的检索语言

1. 分类检索语言

（1）分类检索语言的含义 分类检索语言是一种族性检索语言，是以学科分类为基础，以信息内容的学科性质为对象，运用概念划分与综合的方法，按照知识门类的逻辑次序，从总体到部分，从一般到具体，从简单到复杂，进行层层划分，构成上位类和下位类之间的概念隶属、同位类之间的概念并列等级体系。其中，《中国图书馆分类法》在国内应用广泛，不仅用于组织检索工具和检索系统，还是图书馆图书排架的主要依据。国际上使用较多的分类检索法有《杜威十进分类法》《美国国会图书馆分类法》《国际十进分类法》等。

分类检索语言能实现同一学科门类信息的族性检索，查全率较高。但因分类体系是直线性等级关系，不能准确表达交叉学科或新兴学科的主题概念，所以对于此类信息的检索，容易漏检和误检。此外，分类系统类目有限，对于专业性比较高的信息常无详细分类号，虽然用上位分类号也能检索相关信息，但查准率大大降低。总的来说，分类检索语言更适用于单一学科信息的检索，不适合交叉、新兴学科，以及分支较细的专业领域信息检索。

（2）《中国图书馆分类法》简介 《中国图书馆分类法》原名《中国图书馆图书分类法》，简称《中图法》，是中华人民共和国成立后编制出版的一部具有代表性的大型综合性分类法。《中图法》于1975年正式出版，之后相继于1980年、1990年、1999年、2010年进行了修订，目前最新版为2010年版（即第五版）。《中图法》在系统总结国内分类法编制经验的基础上，广泛吸取国外分类法的编制理念和技术，发展迅速，为国内各大图书馆和数据商所青睐。

《中图法》的基本结构包括基本部类、基本大类、简表、详表、复分表。

基本部类：《中图法》依据各学科的特点和规律，按照知识门类的逻辑次序，将学科划分为马克思主义、列宁主义、毛泽东思想；哲学；社会科学；自然科学；综合性图书五个基本部类。

基本大类：基本部类向下展开一级，形成22个基本大类，也叫作一级类目。一级类目及其下位类目的表示方式均为"类号＋类名"。类号即标引或检索信息时用到的检索语言，由大写字母和数字组成，其中一级类目仅为大写字母。类名是描述类目学科门类的中文表述，见表2-2。

表2-2 中图法（第五版）基本部类与基本大类

基本部类	基本大类
马克思主义、列宁主义、毛泽东思想	A马克思主义、列宁主义、毛泽东思想、邓小平理论
哲学	B哲学、宗教

（续）

基本部类	基本大类	
社会科学	C 社会科学总论 D 政治、法律 E 军事 F 经济 G 文化、科学、教育、体育	H 语言、文字 I 文学 J 艺术 K 历史、地理
自然科学	N 自然科学总论 O 数理科学和化学 P 天文学、地球科学 Q 生物科学 R 医药、卫生	S 农业科学 T 工业技术 U 交通运输 V 航空、航天 X 环境科学、安全科学
综合性图书	Z 综合性图书	

简表：一级大类学科再向下细分、展开形成二级类目。二级类目的类号一般在一级类目基础上增加 1 位数字，少数增加 2 位。简表由一级类目与二级类目共同组成，其作用好比《中图法》的目录，承上启下。例如"R 医药、卫生"下层层展开得到：

R	医药、卫生
R1	预防医学、卫生学
R2	中国医学
R3	基础医学
R4	临床医学
R5	内科学
R6	外科学
R71	妇产科学
R72	儿科学
R73	肿瘤学
R74	神经病学与精神病学
R75	皮肤病学与性病学
R76	耳鼻咽喉科学
R77	眼科学
R78	口腔科学
R79	外国民族医学
R8	特种医学
R9	药 学

详表：二级类目往下展开形成三级类目，三级类目展开形成四级类目，依次类推，一直细分到不能再细分为止。上下类目之间为概念隶属关系，各类目一起形成逻辑严密的等级体系，也就是《中图法》的详表。

　　详表是整个分类法的正文，即主表，是分类标引和分类检索的主要依据。如查询"腹诊"的中图分类号，需在"R 医药、卫生"的二级类目"R2 中国医学"下层层展开得到：

```
R    医药、卫生
R2    中国医学
 R24    中医临床学
 R241    中医诊断学
  R241.2    四诊
  R241.21    望诊、闻诊
  R241.22    问诊
  R241.23    切诊
  R241.24    色诊
  R241.25    舌诊
  R241.26    腹诊
  R241.29    其他
```

　　最后，通过详表查到"腹诊"的分类号为 R241.26。

　　一般情况下，为使类号清晰易辨，类号数字满 3 位会用"."隔开，没有实质意义。

　　复分表：复分表是为进一步细分主表中的类目，以提高类目专指度的分类措施。《中图法》共设有 8 个通用复分表，包括总论复分表、世界地区表、中国地区表、国际时代表、中国时代表、中国民族表、世界种族与民族表，以及通用时间、地点和环境、人员表。这些表只能用于主表类目的复分，不能单独使用。此外，《中图法》还编列了 68 个专类复分表，以增强分类表的伸缩性和助记性。

　　2. 主题检索语言

　　（1）主题检索语言的含义与分类　　主题检索语言也称描述检索语言，是用词汇来表达主题概念的检索标识，能准确、直接揭示信息的内容特征，具有表达能力强、标引信息直接、专指度深等特点，能够弥补分类检索语言的不足，是信息检索中最常用的检索语言。

　　主题检索语言包括关键词语言、主题词语言、标题词语言、单元词语言等类型，目前应用较为广泛的是关键词语言和主题词语言。

　　关键词语言：关键词是从文献的标题、摘要乃至正文中提取出来的，对文献主题内容具有实质性意义的词汇。关键词属于自然词范畴，词汇范围广，任何有实质意义的词都可以作为关键词。关键词语言是将抽取出来的关键词不加规范或只做少量的规范化处理，按字顺排列，以提供检索途径的语言。关键词语言的最大优点是取词便利，方便检索人员快速确定检索词，实现快捷检索，也能方便标引人员及时标引最新学术术语，提高检索系统的编制、更新速度。其最大缺点是自然词中的同义词、近义词等导致同一概念有多种表达形式，检索或标引时如未考虑全面将会导致漏检、漏标。

主题词语言：主题词又叫叙词，通常指能够概括或代表某一主题、概念或领域，并经严格规范的名词术语或词组。其主要特点是对表达一个概念的同义词、近义词及拼法变异词等进行规范，以保证一个概念只能用唯一的词语来表达，使同义词规范、词义规范、词类规范。主题词语言是以主题词作为文献检索标识和查找依据的一种检索语言。主题词语言更能实现标引人员与检索人员表达的一致性，提高信息检索的查全率和查准率。主题词强调构词规则和取词统一，一般都有主题词表作为标引者和检索者取词的依据。医学领域常用的主题词表有《医学主题词表》《中国中医药学主题词表》《中国药学主题词表》等。

（2）《医学主题词表》简介 《医学主题词表》(medical subject headings，简称 MeSH)是美国国立医学图书馆（National Library of Medicine，NLM）于 1960 年编制出版的权威性标准医学主题术语控制工具。MeSH 在医学领域应用广泛，SinoMed、PubMed、MEDLINE 等全球众多生物医学数据库都以 MeSH 为基础编制主题索引。MeSH 对医学信息中的自然语言进行了规范化和标准化，保证标引和检索过程的一致性，为医学研究人员、临床医生和医学生等用户提供了高效、准确的信息检索服务。MeSH 每年动态更新，目前只出版网页版，可通过 NLM 网站查询。

MeSH 的词汇类型包括主题词、款目词、副主题词等，这些词均按字顺排列。

主题词包括主要主题词、特征词、地理主题词、出版类型主题词等。主要主题词是描述主题或内容特征的专业词汇，可用于信息标引与检索；特征词用于表达信息中涉及的特定内容，如性别（Male）等；地理主题词是表明地理位置概念的主题词，详列于树状结构表的 Z 类；出版类型主题词只是用来说明信息的性质或传输方式，如综述（Review）等。特征词、地理主题词、出版类型主题词虽然不能用于表达文献的具体主题概念，但可以帮助实现限定检索，缩小检索范围。

款目词也称为入口词，是与主题词相关联的非标准化词汇，是主题词的同义词或近义词。检索时，输入款目词可以匹配到对应的主题词。

副主题词无独立检索意义，与主题词组配使用，对主题词起修饰和限定的作用，使主题词具有更高的专指性，帮助用户更精确地检索到所需的医学信息。主要主题词、地理主题词可搭配副主题词，特征词、出版类型主题词一般无法搭配副主题词。

树状结构是将 MeSH 中的主题词按其学科性质、词义范围的上下类属及派生关系进行细分，最终形成树形等级结构，显示主题词在学科体系中的位置和词组间的族性关系。

该表把所有主题词归属为 16 个大类，依次用 A ～ N、V、Z 代表。每个大类按学科结构依次向下展开，形成各级类目，每级类目的树状结构号用"字母＋数字"表示。一个主题词一般对应一个树状结构号，有些主题词会同时划分在不同类别中，就会产生多个树状结构号。

主要主题词、地理主题词有树状结构号，特征词、出版类型主题词一般无树状结构号。

查询某个概念的主题词时，检索结果界面包含详情页面、副主题词页面、树状结构页面及概念页面。详情页面显示目标主题词的基本信息，包括主题词名称、树状结构表、概念范围、款目词等。副主题词页面显示该主题词可以搭配的副主题词。树状结构页面显示主题词在树状结构表中的层级关系。概念页面显示主题词及其款目词的概念范畴。

（二）表达外部特征的检索语言

1. 题名检索语言

题名检索语言是以书名、刊名、篇名为主要标识进行信息检索的一种语言。题名一般是特定的、专有的，即每个文献都有一个独一无二的题名，这个题名能够准确地标识和代表该文献。因此，在知道特定文献的题名后，可以直接使用题名检索语言进行查检，这种检索方式通常快速且准确。题名检索语言也存在一定的局限性。例如，当用户不知道具体题名时，就无法使用题名检索语言进行检索。此外，由于题名可能存在翻译差异或拼写错误等问题，也可能影响检索效果。

2. 责任者检索语言

责任者检索语言是以著者姓名、学术团体名与机构名为主要标识进行信息检索的一种语言，可以帮助用户快速定位到特定作者或机构的作品。

由于不同国家和民族习惯不一样，因而在著者索引的编制上，国际上有一些基本的规则需加以注意：①姓名次序，对于个人作者，通常会将姓和名分开处理，并按照一定的顺序（如姓在前，名在后）进行排列。对于名字，可能只取首字母或缩写形式，并在姓和名之间加上适当的分隔符。②合著者是两人者，按原文献上的著者次序著录；合著者为二人以上者，通常会按照一定的顺序列出所有作者，或者只列出第一作者，并用"等"或"et al."表示其他作者。③机构名按照机构的正式名称进行著录和排列，并可能加上适当的限定词（如国家、地区等）以区分同名机构。④各国作者姓名，由于文字不同，发音和拼写有别，一般检索工具常将各种文字的姓名加以翻译，并有各自音译办法。

由于著者姓名的复杂性，编制著者索引和进行著者检索时，通常需要参考各种文字的译名手册、人名录和其他检索工具，以确保检索的准确性。

3. 序号检索语言

序号检索语言是以 DOI、专利号、标准号、报告号、合同号等文献的特有编号作为主要标识进行信息检索的一种语言。由于序号在一定的文献系统中有着排序的性质，用序号途径检索一些特种文献非常简便和快速。在实际应用中，我们可以通过序号来唯一地标识和描述信息的内容和特征，从而实现信息的有效管理和检索。

4. 引文检索语言

引文检索语言是利用文献之间的"引证"与"被引证"关系建立起来的一种自然语

言，其标引词来自文献的主要著录项目。其侧重于文献之间的引用关系，这有别于传统检索语言主要关注文献自身的外部特征和主题内容。引文检索语言在文献检索领域具有独特的应用价值。通过检索被引文献或引用文献，用户可以迅速找到相关研究领域的重要文献和前沿动态。它有助于揭示文献之间的内在联系和相关性，为科学研究提供有力支持，还可以用于评估作者的学术影响力、分析学科的发展趋势等。

▎三、中医药信息检索方法与技术

（一）中医药信息检索方法

中医药信息检索方法主要与检索的课题类别、性质、时间及文献的类型有关，通常可分为顺查法、倒查法、抽查法、浏览法及追溯法。

顺查法是指以研究课题所指定的起始年代为检索起点，依据时间顺序从早期到近期，使用信息检索工具进行逐年查找的方法。顺查法适用于追踪某一特定研究领域或课题的历史发展轨迹，了解其起源、演变过程及当前状况。因此，在科研项目的前期准备、立项查新、科研成果的鉴定查新及专利查新等场景中，顺查法被广泛应用。顺查法检出的文献较为全面，能反映课题的全貌，但前提是需了解课题提出的背景及大致发展历史，后期需对检索结果进行筛选，较为费时、工作量大。

与顺查法相反，倒查法是一种按时间顺序由近及远逐年进行查找的信息检索方法。倒查法有利于检索最新的科研成果，因此在进行规划工作或追踪学科最新发展动态时特别适用。通过倒查法，用户能够最先获取最新的信息资料，及时把握学术领域的最新动态，且检索的时间跨度可以根据实际需求进行灵活调整，直到检索出的结果达到要求为止。倒查法虽然在检索效率上较高，能够节省时间和精力，但查全率不如顺查法高。

抽查法是一种基于学科文献的起伏变化规律，有选择性地抽取那些学科发展迅速、文献数量显著增长的年代进行查找的方法。方便用户在较短的时间内获取到高质量、高数量的相关文献。尽管抽查法能够显著节省检索时间，提高文献获取的效率，但取得较好效果的前提是检索者对所查课题的发展脉络有深入的了解和把握。

浏览法是指通过对近期期刊、图书目录等出版物的快速阅览，以捕获潜在的文献线索，并据此进一步深入查找和获取相关文献。这种方法在文献检索过程中发挥着补充和辅助的作用。通过浏览法能够快速捕捉最新的文献信息，为研究者提供实时的学术动态。此外，浏览法还具有开放性，可能带来意料之外的学术发现，为研究工作带来新的启示和灵感。

追溯法，也被称为回溯法，是指基于课题相关文献末尾所引用的参考文献作为检索的线索，进行逐一追踪查找的方法。当面临检索工具不完善或资源有限的情境时，追溯法成了一种有效地拓宽信息来源的途径。然而，这种方法的检索结果可能不够全面，容易遗漏部分重要的文献资源。在使用追溯法时，需要谨慎评估其检索效果，并结合其他检索方法以获得更全面的信息。

（二）中医药信息检索技术

中医药信息检索技术常用的有布尔逻辑检索、截词检索、同义词检索、位置检索、限定字段检索、主题词检索、加权检索、扩展检索、二次检索、聚类检索等。这些检索技术各有特点，适用于不同的检索场景和需求。在实际应用中，可以根据具体的检索需求和信息特点选择合适的检索方法或组合使用多种方法，以达到最佳的检索效果。

1. 布尔逻辑检索

布尔逻辑检索是利用布尔逻辑算符来表达检索词与检索词之间的逻辑运算关系，用以表达用户的检索需求。布尔逻辑检索是计算机检索中最常用的匹配运算模式，大部分数据库和其他网络信息检索系统都支持布尔逻辑检索。常用的布尔逻辑运算符有"与""或""非"三种，其运算图示，见图 2-1。

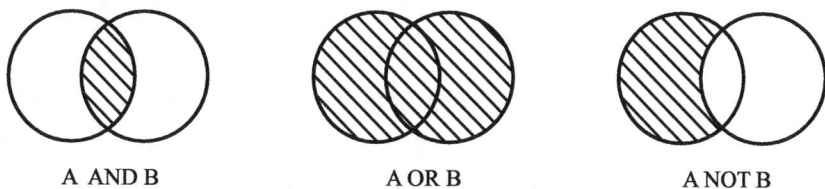

A AND B　　　　　　　A OR B　　　　　　　A NOT B

图 2-1　布尔逻辑运算

（1）逻辑"与"　逻辑"与"表示概念交叉或需限定关系，常用运算符"AND"或"*"或空格表示。表达式形式为"A AND B"或"A * B"或"A B"，表示检索既含有检索词 A，又含有检索词 B 的信息，常用来缩小检索范围，提高查准率。例如，检索"针灸治疗类风湿"的信息，可用"针灸 and 类风湿"作为检索式。

（2）逻辑"或"　逻辑"或"表示概念并列关系，常用运算符"OR"或"+"表示。表达形式为"A OR B"或者"A + B"，表示检索包含检索词 A 的信息或者包含检索词 B 的信息，或者同时包含检索词 A 和检索词 B 的信息，常用来扩大检索范围，提高查全率。例如，金银花又名忍冬，为防止漏检，在检索时，可以构建检索式"金银花 OR 忍冬"进行检索。

（3）逻辑"非"　逻辑"非"表示概念排除关系，常用运算符"NOT"或"−"表示。表达式为"A NOT B"或者"A − B"，表示检索包含检索词 A 不包含检索词 B 的信息，即从含检索词 A 的信息中排除含检索词 B 的部分。常用来缩小检索范围，提高查准率。例如，除人类以外的禽流感病毒研究文献，则可以用表达式"禽流感病毒 NOT 人类"。

（4）布尔逻辑算符的用法　在一个检索式中，可以同时使用多个布尔逻辑运算符，构成一个复合逻辑检索式。一般的运算顺序是 ( ) > NOT > AND > OR，同级运算自左向右，当检索式含有截词符、位置算符、限制符时，布尔运算最后执行。

使用中要注意：不同的数据库中，所使用的逻辑符号可能是不同的，有的用"AND、OR、NOT"，有的用"*、+、-"；一些检索工具会完全省略任何符号和关系，直接把布尔逻辑关系隐含在菜单中；一些网络检索工具如搜索引擎甚至用空格、逗号、减号来表示；很多时候检索词与逻辑符号之间要有空格。

2. 限定字段检索

限定字段检索是指用户在检索过程中，通过限定检索词在检索系统特定检索字段中来进行检索。检索字段是数据库记录的基本单位，它们反映了文献的内容特征和外部特征。这些字段作为检索的入口点，用于限定检索词在数据库记录中出现的区域。通过选择合适的字段进行检索，用户可以更有效地控制检索结果的相关性。限定字段的方式有菜单选择方式和检索命令方式。

菜单选择方式：通过下拉菜单或选择框提供可选的检索字段。用户只需从列表中选择适当的字段，然后输入检索词即可。例如，在中国知网数据库的一框式检索界面，选择检索字段"主题"，输入检索词"黄芪"，表示检索主题中包含黄芪的文献。

检索命令方式：需要用户使用系统规定限制符及字段代码来限定检索字段。它提供了更大的灵活性和控制力，但要求用户对检索系统有一定的了解。如，在中国知网数据库的专业检索界面，构建检索式"TI='重楼'"，表示检索篇名中包含重楼的文献。

通过限定字段进行检索，用户可以更精确地定位信息检索范围，从而提高检索的准确性和效率，适用于处理大量数据或需要快速找到特定信息的场景。

3. 截词检索

截词检索是指以特定符号取代检索词中的部分字母，从而检索出具有相同词干或词根的词汇，常用于外文检索系统。

根据截断的位置和截断的字符数量，截词检索可以分为不同类型。按截断的字符数量分，有无限截词（如"*""%"代表多个字符）和有限截词（如"$""?"代表0个或1个字符）。按截断位置分，主要有前截断（如"*chemistry"可检索到 biochemistry、phytochemistry、hydrogeochemistry 等）、中截断（如"m?n"可检索到 man、men 等）和后截断（如"pharmac*"可检出 pharmacy、pharmacology、pharmacogenomics 等）。

截词检索能够提高查全率，减少因词汇形式变化而导致的漏检。但它也存在一些局限，如可能增加误检率（即检索出不相关的信息）和无法考虑关键词的上下文和语义信息。在使用截词检索时，要注意避免使用不当导致大量不相关结果的出现。

4. 位置检索

位置检索，也被称为邻近检索，是一种运用位置运算符来表达检索词之间位置关系的检索技术方法。这种方法在外文检索系统中尤为常见。通过位置检索，用户可以更精确地定位到所需信息，从而提高检索的准确性和效率。不同的信息检索系统可能提供不同的位置运算符，但最常用的包括"Near"和"With"。

Near：表示其两侧的检索词应同时出现在一个句子中。两词的次序可以颠倒，且两词之间允许有一个空格，但不允许插入任何其他字母或词语。Near后加正整数（N），表示检索词之间允许插入最多N个其他词。

With：表示其连接的两个检索词同时出现在同一个字段中。与Near不同，With算符连接的两个词先后顺序不能颠倒。With后也可加正整数（N），表示检索词间可插入最多N个其他词。

值得一提的是，有些检索系统提供列表式的位置检索功能，如中国知网中的"句子检索"界面，通过限定几个检索词同时出现在同一句话或同一段话中实现位置检索功能。

5. 二次检索

二次检索是在当前检索结果范围内，增加检索条件，进一步缩小检索范围，提高查准率。在初次检索结果页面，通常会有"二次检索""结果中检索""结果中去除"等选项，用户可以根据实际需求，选择合适的检索条件和布尔运算符，以避免结果过于宽泛或狭窄。

6. 扩展检索

扩展检索是指在信息检索过程中，不局限于用户输入的初始关键词，通过各种方法和技术来扩展或优化这些关键词，以便更全面地搜索相关信息。检索时可以直接在检索界面选择"扩展"和"不扩展"。常见的扩展检索技术有同义词扩展、中英文扩展、上下位词扩展等。

7. 加权检索

加权检索是根据每个检索词在文献中的重要程度赋予一定的数值或权重设置的检索技术，这是一种定量检索，可以缩小检索范围、提高查准率。例如，在中国知网数据库的"全文"检索字段下，可对检索词进行词频设定，以表明该检索词在全文中出现的次数。

8. 模糊检索与精确检索

模糊检索指系统按检索词的同义词进行检索，从而得出较多的检索结果，能够提高搜索的查全率。在不确定准确检索词时，模糊检索能够提供更灵活的结果。精确检索指系统完全按检索词进行检索，检索结果与输入的检索词完全匹配，查准率较高，适用于对信息准确性要求极高的检索情况。

▌四、中医药信息检索策略

中医药信息检索策略是为实现检索目的而制定和实施的一系列计划和方案。计算机检索中，实施检索策略的一般过程，见图2-2。

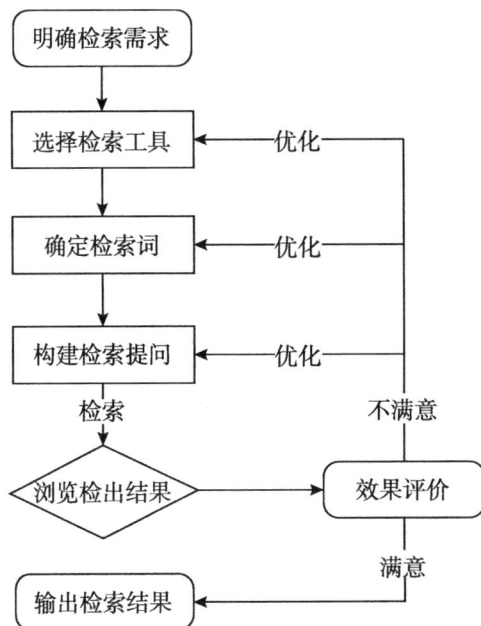

图 2-2　实施检索策略的过程

（一）明确检索需求

首先要分析所需信息相关的主题概念，以及要解决的问题，厘清概念之间的逻辑关系；其次要弄清涉及的学科范围以及所需信息的特征，包括信息类型、出版类型、年代范围、语种、著者等；最后要明确检索对文献新颖程度的要求，需达到的查准率与查全率等，以确保检索结果的时效性、准确性及全面性。

（二）选择检索工具

如果检索目的是获取一般性的、广泛的信息或者进行初步了解，网络信息资源是一个不错的选择，包括搜索引擎、新闻网站、论坛等。如果检索目的是进行学术研究，那么专业数据库更为合适。

（三）确定检索词

首先，需要深入分析所需信息的主题概念，提取出若干个能表达检索需求的基础词汇。其次，考虑这些词汇的各种表达方式，是否有主题词，能获取主题词则优先选择主题词；无法获取主题词时，则应同时考虑其同义、近义词、缩写语等，以提高查全率。最后，当能提取的词汇较少或较多时，还应考虑用更宽泛（上位词）或更具体（下位词）的术语来扩展或缩小检索范围。

（四）构建检索提问式

根据检索需求，选定检索词并形成检索提问式，进行初步检索。如果有多个检索词，可以利用布尔逻辑算符将检索词进行逻辑组配，形成简洁、明确的提问语句，还可以结合位置检索、截词检索等技术构建更为精确的检索提问式。在搜索引擎中可以搭配具体的检索语法，在数据库中应注意各个数据库的检索规则。另外，要根据检索熟练程度选择适合的检索提问构建方法，避免漏检或误检。

（五）优化检索过程

初步检索后，查看检索结果是否满意。如果检索结果直接且全面地回答了所需信息的问题，且准确度高，则可以认为检索结果满足了检索需求。如果检索结果不足以回答问题，或存在信息缺失或冗余，则需要进一步优化检索，直到获得满意的结果。通过修改检索词、调整检索提问、更换检索工具等途径优化上述步骤进行检索，直至结果相对满意为止。

（六）输出检索结果

输出检索结果是进行中医药信息分析和学术研究的重要步骤。输出检索结果的方法多种多样，应根据实际情况灵活选择。例如，开放获取资源可以直接免费利用，商业数据库需要在规定的权限范围内导出题录或下载全文，无法直接获取的资源可以利用图书情报部门提供的馆际互借和文献传递服务获取原文。此外，在利用信息的过程中，要尊重知识产权，在合法合规的前提下获取和使用文献资源。

五、中医药信息检索效果评价

中医药信息检索效果是指检索过程的有效程度和质量，主要通过一系列量化指标来评估。常用的量化指标有查全率、查准率、漏检率、误检率等，其中较为重要的指标是查全率和查准率。信息检索效果评价指标涉及的相关信息，见表2-3。

表2-3　信息检索效果评价指标涉及的相关信息

检索判断	相关信息	不相关信息	总计
被检出信息	a（命中）	b（误检）	a+b
未检出信息	c（漏检）	d（应拒绝）	c+d
总计	a+c	b+d	a+b+c+d

查全率体现了信息检索的有效程度，查准率体现了信息检索的质量，所以中医药信息检索效果的好坏，直接取决于查全率和查准率的高低。为了提高检索效果，需要不断

优化检索算法、丰富和更新数据库资源、提高用户查询的精确度，以及根据用户反馈不断调整检索策略。

（一）查全率

查全率（recall ratio，R）是指检索系统中检索到的相关信息量与系统中实际存在的相关信息总量的比率。它反映了检索结果的全面性，即检索系统找出了多少真正相关的信息。如果查全率高，说明该系统能够较全面地覆盖到与查询主题相关的中医药信息。

$$查全率 = \frac{检出的相关信息量}{系统中相关信息总量} \times 100\%$$

公式即

$$R = \frac{a}{a+c} \times 100\%$$

（二）查准率

查准率（precision ratio，P）是指检索系统中检索到的相关信息量与检索到的信息总量的比率。它反映了检索结果的准确性，即检索到的结果中有多少是真正与信息需求相关的。如果查准率高，意味着用户能够更准确地找到所需的中医药信息。

$$查准率 = \frac{检出的相关信息量}{检出的信息总量} \times 100\%$$

公式即

$$P = \frac{a}{a+b} \times 100\%$$

（三）查全率、查准率之间的关系

查全率与查准率之间存在互逆相关性，当一个指标提高时，另一个指标往往会降低。在检索系统中，如果试图检索更多相关信息，则优先确保查全率，但可能检索出很多不相关信息，会降低查准率；相反，如果只检索部分高度相关的信息，则优先确保查准率，但可能错过其他相关信息，会降低查全率。在实际应用中，需要根据具体需求和目标来平衡查全率和查准率，通过不断优化检索过程，实现相对理想的查全率和查准率。例如，中医药学者正在进行一项关于"某中药复方对糖尿病治疗作用"的研究，为了确保研究的准确性和可靠性，该学者需要检索到与这一特定主题高度相关、经过严格验证和同行评审的学术文献，在这种情况下，高查准率至关重要；而一家市场调研公司正在为一家中医药企业准备一份关于"中药保健品市场趋势"的报告，为了全面了解市场动态，包括消费者需求、竞争对手情况、政策法规变化等，该公司需要尽可能多地收集相关信息，在这种情况下，高查全率成为关键。可以通过不断优化检索过程，实现相对理想的查全率和查准率。

六、中医药信息检索过程优化

为了满足用户的检索要求并获得理想的检索效果，经常需要对检索过程进行优化。这种优化旨在根据用户的需求和期望来优化查全率和查准率之间的平衡。所以优化的实质是通过扩大或缩小检索范围来调整查全率和查准率，直至获得满意的检索结果。

影响查全率和查准率的因素主要有两个方面：一方面是与检索工具的质量相关，如数据库收录的覆盖面，标引用词的准确规范性等；另一方面是制定的检索策略是否合理恰当，如检索词的选定是否得当、组配是否合适，是否使用规范的主题词，是否考虑了同一概念的多种表达方式，以及检索范围的限定是否合理等。

（一）提高查全率的方法

提高查全率的方法是围绕检索需求进行适度地扩大检索范围，也称扩检法，主要运用于检索结果较少、查到的相关信息太少等情况。常用的方法有以下几种。

1. 降低检索词专指度

选择上位词进行检索，可以检索到更多与需求相关的信息。上位词是更广泛、更一般的概念，能够涵盖多个具体的下位词。还可以选择与原始检索词相关的其他词语，这些词语与原始主题并非完全相同，但可能具有某种关联。

2. 使用同义词、近义词

同一概念往往有多种表达方式，包括使用不同的词汇、短语或术语来描述相同或相似的概念。在信息检索过程中，使用同义词、近义词或相关术语来扩展检索词，并以逻辑"或"进行组配，可以捕捉到更多相关信息。

3. 利用截词检索

在外文检索环境中，截词检索是一种常用的检索技术，可以帮助用户查找到词形或词根相近的多个词汇，从而提高查全率。使用时，应注意根据检索意图合理选择截断位置，控制截断长度，避免检出过多的不相关信息。

4. 删除某个不重要的概念组面

当检索主题涉及的概念组面较多时，需要明确哪些概念组面对于整体结构是核心和必要的，哪些可能是辅助或次要的。当检索结果较少时，可以考虑删除某些对整体结构影响较小，且删除后不会造成关键信息缺失或结构混乱的概念组面。

5. 取消某些过严的限制条件

在检索过程中，如果发现限制条件过于严格，可能会导致相关信息的漏检。为了提高查全率，可以考虑取消某些过严的限制条件，如移除不必要的字段限制，放宽日期范围，减少使用精确匹配，取消语种限制等。

（二）提高查准率的方法

提高查准率的方法是围绕检索需求进行适度地缩小检索范围，也称缩检法，主要运用于检索结果较多、查到相关信息太多的情况。常用的方法有以下几种。

1. 提高检索词的专指度

当使用一个较为宽泛的检索词时，可能会检索到大量的信息，其中包括很多与具体研究需求不直接相关的信息。为了提高检索的准确性和效率，增加或换用下位词或专指性较强的检索词是一个非常有效的方法。

2. 二次检索

在一次检索后，可能会得到大量相关但并非完全符合需求的信息，通过二次检索，可以进一步筛选和定位相关的信息，快速排除并非完全符合需求的信息，从而满足更加具体和精确的信息需求，提高查准率。

3. 加权检索

加权检索除了命中检索词之外，还可以定量地为检索词分配权值，能够更精确地表达检索意图，这种检索方式能够命中核心概念，获得与检索主题高度相关的信息，从而提高检索的准确性。

4. 增加概念组面

当检索主题涉及的概念组面较少时，可能导致检索结果过多，这时需要综合分析判断，评估现有概念框架中的空白或需要进一步完善的地方，有机地融入新增概念组面，将信息需求限定在更窄的范围内，以提高查准率。

5. 利用信息的外部特征进行限制

大多数检索系统都提供了题名、著者、出版信息、文献类型等信息外部特征检索途径。在实际操作中，用户可以根据自己的需求，在检索界面中选择相应的限制条件，缩小搜索范围，提高查准率。

第三章

中医药信息检索实践

中医药信息检索实践是在通用信息检索基础上对主题内容的细分实践领域。其检索使用的文献对象涵盖图书、学术论文、专利、开放信息等，工具对象涵盖联机公共检索目录（online public access catalog，OPAC）系统、电子图书数据库、中外文学术论文数据库、专利数据集、搜索引擎及各类开放信息资源平台。中医药信息检索实践是以通用文献检索技巧为基础，结合中医药主题数据库、检索策略构建，根据不同文献类型、检索工具特点等进行中医药文献资源检索和利用的过程。

第一节　中医药图书信息检索

一、中医药纸质图书检索

（一）图书馆 OPAC 概述

OPAC 是一种在网络环境下对馆藏信息进行检索的工具。OPAC 通常具有如下基本功能：一是查询馆藏资源信息，包括现代图书、古籍、期刊等文献的馆藏数量、馆藏地址、是否在馆、索书号等，并可进行预约文献登记；二是查询用户的借阅信息，包括借阅权限、借阅记录和状态等，并可实现文献续借、预约等服务功能；此外，有些图书馆的 OPAC 融合了资源检索与图书馆服务，能提供资源推荐、读者荐购、定制阅读、馆际互借等功能。

（二）图书馆 OPAC 使用方法

以成都中医药大学图书馆为例，OPAC 可以检索到中外文现代图书、古籍、期刊等多类型文献的信息，并支持纸质资源和电子资源的统一检索。

1. 检索方法

OPAC 提供全部、题名、责任者、标准号、分类号、主题词、索书号、出版社、摘要、条码号等检索字段，检索字段与检索词之间可以实现完全匹配、任意匹配、前方匹配和后方匹配四种匹配方式。OPAC 支持基本检索和高级检索两种检索方式。基本检索提供基础的检索功能，选择所需字段和匹配方式后，在单一检索框中输入检索词，点击"检索"按钮即可获得检索结果。高级检索支持多字段的布尔逻辑"AND"和"OR"组配，以及资源类型、资料类型、国别、语种、校区、出版 / 发行日期等条件限定。

2. 检索案例

[案例 3-1] 　　查找中国中医药出版社 2023 年出版的题名中包含"中医养生"的纸质图书

检索过程：在 OPAC 高级检索中，选择"题名"字段，匹配方式选择"任意匹配"，输入检索词"中医养生"，选择"出版社"字段，匹配方式选择"完全匹配"，输入检索词"中国中医药出版社"，逻辑关系选择"AND"；在限制条件中，资源类型勾选"纸质资源"，资料类型勾选"图书"，出版 / 发行日期的开始日期和结束日期分别输入"2023"，点击"检索"即可（见图 3–1）。

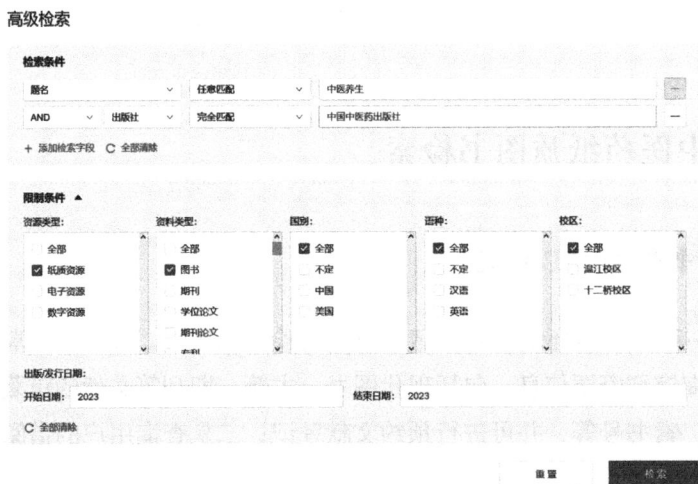

图 3-1　成都中医药大学图书馆 OPAC 检索

二、中医药电子图书检索

（一）超星电子图书数据库

超星电子图书数据库是综合型的电子图书管理和服务平台，图书内容涵盖《中国图书馆分类法》的 22 个学科大类。

1. 检索方法

超星电子图书数据库提供分类检索、基本检索和高级检索等检索方式。

（1）分类检索 超星电子图书数据库依据《中国图书馆分类法》对图书细分至三级类目，点击图书分类列表中的分类名，可以逐级检索出不同学科门类的图书。

（2）基本检索 在超星电子图书数据库首页的检索框中输入检索词，可进行书名检索，在二级页面可以切换书名、作者、目录或全文字段进行检索。

（3）高级检索 高级检索提供书名、作者、主题词、年代、分类、中图分类号等检索字段，并支持检索字段之间进行布尔逻辑"与"组配检索。

2. 检索案例

[案例 3-2] 查找医药、卫生学科中书名含有"中医康复"的电子图书

检索过程：在超星电子图书数据库高级检索中，"书名"字段对应检索框中输入检索词"中医康复"，"分类"字段选择"医药、卫生"，点击"检索"即可（见图 3-2）。

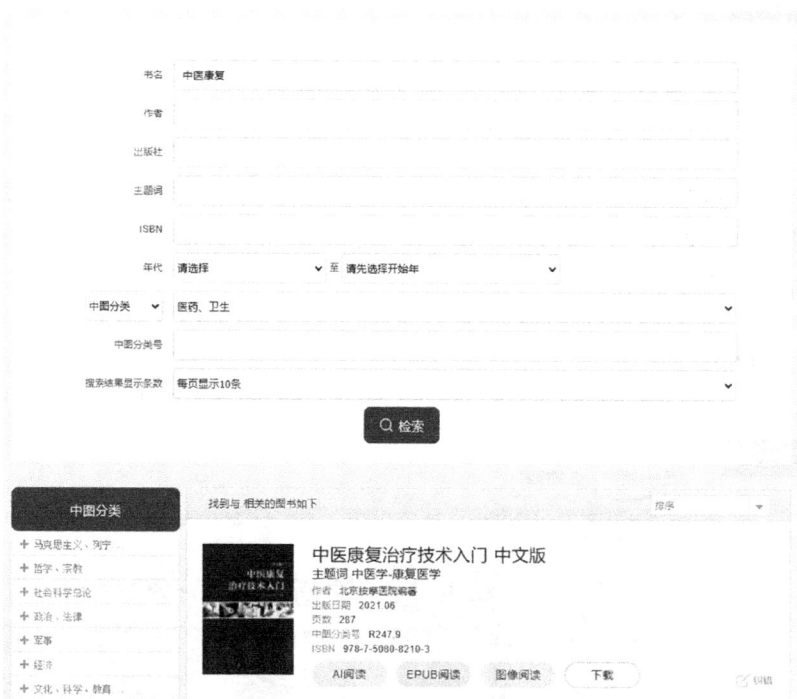

图 3-2 超星电子图书数据库检索

（二）中医数字图书馆平台

中医数字图书馆平台是由中国中医药出版社整合中医药精品出版资源和新媒体资

源打造的数字阅读平台，支持网页端和微信端两种访问方式。平台收录了教材教辅、考试用书、中医古籍、学术著作、科普生活、工具书等类型多样的图书资源，整合了学术流派、名家名著、名方名药、针灸推拿、中医基础、中医临床等各类专题资源，并涵盖全国中医药院校规划教材、中医执业医师考试资格用书、中国古医籍丛书等核心资源。

1. 检索方法

中医数字图书馆平台提供分类检索、基本检索和高级检索等检索方式。

（1）分类检索 中医数字图书馆平台提供"图书分类"和"专题"两种分类检索，点击首页"图书分类"或"专题"菜单，可进入相应的详细分类页面，从而快速查询所需类别的图书。

（2）基本检索 在中医数字图书馆平台首页的检索框中输入检索词，点击"搜索"按钮，可获得书名或全文中包含该检索词的图书信息。

（3）高级检索 高级检索提供书名、作者、出版社、关键词、简介、正文等检索字段，检索字段与检索词之间可以实现精确或模糊匹配，多个检索字段可以进行布尔逻辑"与"和"或"组配。

2. 检索案例

[案例 3-3] 查找"中医儿科学"相关教材类图书

检索过程：在中医数字图书馆平台首页的检索框中，输入检索词"中医儿科学"，点击"搜索"后，选择"图书检索"结果板块，并在图书分类列表中点击"教材教辅"进行筛选即可（见图 3-3）。

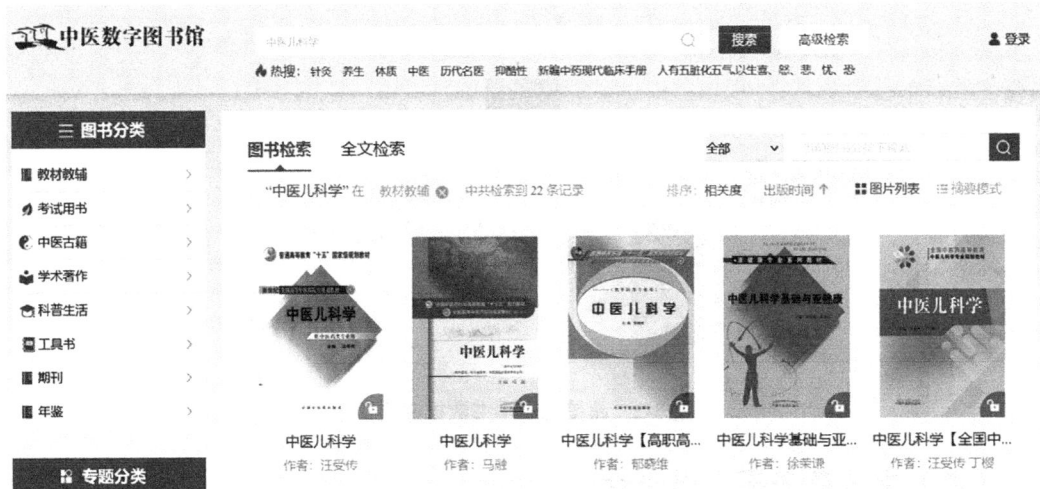

图 3-3 中医数字图书馆平台检索

第二节　中医药学术论文信息检索

▌一、中医药中文学术论文检索

（一）中国知网

中国知网（China national knowledge infrastructure，CNKI）以网站形式向用户提供知识服务。其收录的资源类型丰富，覆盖全学科领域，主要有学术期刊、学位论文、会议论文、报纸、年鉴、专利、标准、成果、图书、学术辑刊、法律法规、政府文件、企业标准、科技报告、政府采购等。

1. 检索方法

中国知网总库平台提供统一的检索入口，用户可以通过该入口检索学术期刊、学位论文、会议论文等丰富的学术论文资源，可以根据检索需求选择单库检索或跨库检索。

中国知网的检索规则主要如下：第一，所有符号和英文字母，建议使用英文半角字符。第二，平台支持使用运算符 *、+、-、''、""、( ) 进行同一检索项内多个检索词的组合运算，检索框内输入的内容不得超过 120 个字符。第三，输入运算符 *（与）、+（或）、-（非）时，前后要空一个字节，优先级需用英文半角括号确定。第四，若检索词本身含空格或 *、+、-、( )、/、%、= 等特殊符号，为避免歧义，须将检索词用英文半角单引号或英文半角双引号引起来。

中国知网主要提供一框式检索、高级检索、专业检索、作者发文检索、句子检索、出版物检索等检索方式。

（1）**一框式检索**　一框式检索又称基本检索。在中国知网首页，选择所需文献类型资源库和恰当的检索字段，并在检索框中输入一个检索词或检索表达式，点击"检索"按钮即可获得检索结果。

（2）**高级检索**　高级检索可实现多个检索项的布尔逻辑组合运算，提供"精确"和"模糊"两种匹配方式，可用于完成较为复杂的检索，获得更为精确的检索结果。点击检索框后的"-""+"按钮可增加或减少检索条件，最多支持 10 个检索项的组合检索。在"全文"和"摘要"两个字段可进行词频限制以辅助优化检索结果，或通过出版模式、基金文献、时间范围、检索扩展等控制条件，对检索结果进行范围控制。

（3）**专业检索**　专业检索允许检索者使用运算符和检索词构造检索式进行检索，适用于复杂的逻辑表达。在使用时，首先确定检索字段并构造一般检索式，再借助字段间关系运算符和检索值限定运算符构造复杂的检索式。

专业检索表达式的一般式:〈字段代码〉〈匹配运算符〉〈检索值〉

中国知网的专业检索支持以下字段及其标识符:SU= 主题,TKA= 篇关摘,KY= 关键词,TI= 篇名,FT= 全文,AU= 作者,FI= 第一作者,RP= 通讯作者,AF= 作者单位,FU= 基金,AB= 摘要,CO= 小标题,RF= 参考文献,CLC= 分类号,LY= 文献来源,DOI=DOI,CF= 被引频次。

书写专业检索表达式时,多个字段的逻辑组合可以使用逻辑运算符 AND/and、OR/or、NOT/not,逻辑运算符前后要有空格;在一个字段内可以用"*、+、–"组合多个检索词进行检索;可自由组合逻辑检索式,优先级需用英文半角圆括号"( )"确定。

(4)作者发文检索 通过输入作者姓名及作者单位信息,检索某作者发表的文献,其功能及操作与高级检索基本相同。

(5)句子检索 句子检索是在全文范围内查找同句或同段中同时包含两个关键词的句子,可用于找到有关事实的问题答案。

(6)出版物检索 出版物检索按照出版来源提供期刊、学术辑刊、学位授予单位、会议、报纸、年鉴和工具书的导航。根据不同出版物的特征,每种出版来源的导航页面设置不同的检索项和导航体系。

以期刊导航为例,提供刊名(曾用名)、主办单位、ISSN、CN 字段进行期刊检索,导航体系中设有学科导航、卓越期刊导航、社科基金资助期刊导航、数据库刊源导航、主办单位导航、出版周期导航、出版地导航、核心期刊导航选项,另有全部期刊、学术期刊、网络首发期刊、世纪期刊、OA 期刊等分类标签可供组合筛选。勾选期刊检索结果页面中的"北大核心"选项,可进一步筛选出属于北大核心的期刊。点击期刊封面或名称,进入期刊详情页,可查看期刊的基本信息、出版信息、评价信息、论文情况等内容。

2. 检索案例

[案例 3-4] 查找 2020 ~ 2023 年有关"中医药治疗胃溃疡"的高质量学术期刊论文

检索过程:在中国知网数据库的高级检索中,文献类型选择"学术期刊",在两个检索框中分别输入检索词"胃溃疡""胃脘痛",字段均选择"主题",逻辑组配选择"OR",勾选"同义词扩展"功能,限定时间范围为 2020 ~ 2023,文献分类勾选"中医学""中药学"和"中西医结合",点击"检索"按钮即可获得检索结果。按照被引频次对检索结果排序,查看高被引频次的文献,或者限定核心期刊、知名机构、基金等筛选较高质量的文献(图 3-4)。

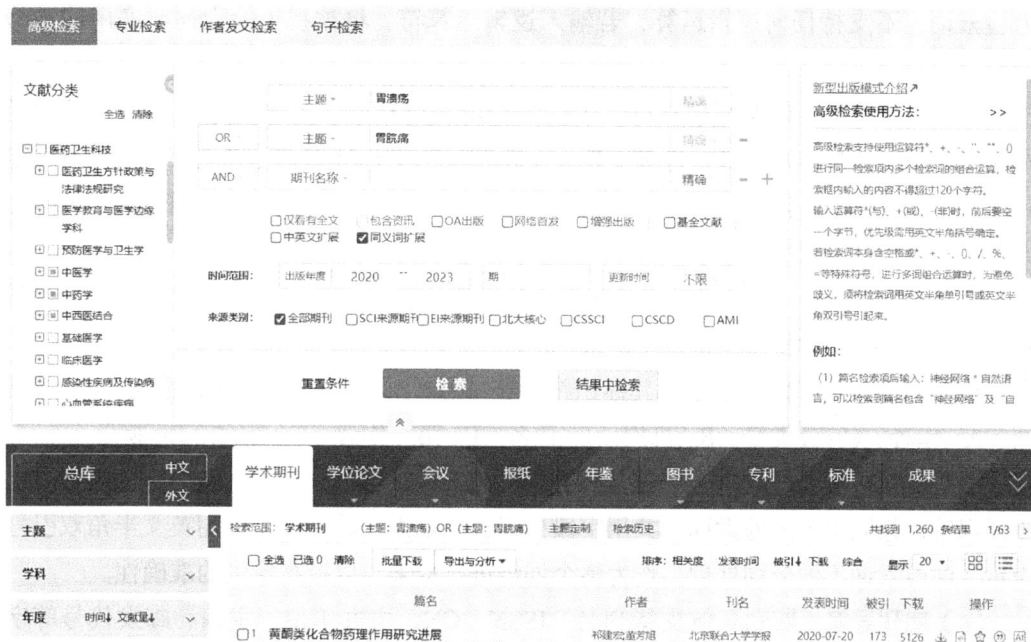

图 3-4　中国知网检索

（二）维普中文期刊服务平台

维普中文期刊服务平台以中文科技期刊数据库为核心资源，收录年限大部分可回溯到 1989 年，部分期刊可回溯至创刊年。平台收录的期刊涵盖全学科领域，包括医药卫生、生物学、化学工程、农业科学、哲学宗教、政治法律、经济管理、文化科学等 35 个学科分类，并提供期刊文献传递服务。

1. 检索方法

维普中文期刊服务平台支持任意字段、题名或关键词、题名、关键词、摘要、作者、第一作者、作者简介、机构、刊名、分类号、参考文献、基金资助、栏目信息等检索字段。

维普中文期刊服务平台的检索规则主要如下：第一，除了基本检索外，检索框中支持"与（AND/and/* ）""或（OR/or/+）""非（NOT/not/- ）"三种逻辑运算。第二，逻辑运算符优先级为：（ ） > NOT > AND > OR，所有运算符号必须在英文半角状态下输入，前后须各空一格。第三，表达式中，检索内容包含"AND/and/*、OR/or/+、NOT/not/-"等运算符或特殊字符时，为避免歧义，须加英文半角双引号处理。

维普中文期刊服务平台提供基本检索、高级检索和检索式检索三种检索方式，同时提供期刊导航、期刊评价报告、期刊开放获取等检索功能。

（1）基本检索　在维普中文期刊服务平台首页，选择恰当的字段，在检索框中输入相应的检索词，点击"检索"按钮即可获得检索结果。检索框中输入的所有字符均被视为检索词，不支持任何逻辑运算，若输入逻辑运算符，将被视为检索词或停用词进行处理。

（2）**高级检索** 高级检索支持多个检索项的组配检索，点击检索框后的"–""+"按钮可增加或减少检索条件，最多支持 5 个检索项的组合检索。允许添加同义词或限定时间、期刊以及学科范围来调整检索范围，检索时可选择"精确"或"模糊"两种匹配方式，以获得更理想的检索结果。

（3）**检索式检索** 检索式检索是在检索框中输入检索表达式进行检索。同样支持限定时间、期刊以及学科范围来调整检索范围。

检索式检索支持以下字段及其标识符：U= 任意字段、M= 题名或关键词、K= 关键词、A= 作者、C= 分类号、S= 机构、J= 刊名、F= 第一作者、T= 题名、R= 摘要。

书写专业检索表达式时，字段标识符必须为大写字母，每种检索字段前都须带有字段标识符，相同字段的检索词可共用字段标识符。如需精确检索，可用英文半角双引号表示，即检索词不做分词处理，作为整个词组进行检索，以提高检索的准确性。

（4）**期刊导航** 期刊导航支持刊名、ISSN、CN、主办单位、主编、邮发代号等字段快速检索并定位到具体期刊，或通过期刊刊名首字母或学科分类查找期刊，另有核心期刊、国内外数据库收录、地区、主题等多个标签供组合筛选。检索结果可按被引量、作品数及相关度排序，勾选"只查看 OA 期刊"可以过滤出免费期刊文献。点击期刊封面或名称，进入期刊详情页，可查看期刊的出版信息、收录文章、发文分析、期刊评价等内容。

（5）**期刊评价报告** 期刊评价报告提供刊名、ISSN、CN、主办单位、主管单位等字段检索期刊，或按照学科和地区筛选浏览某年期刊的评价报告。期刊评价报告内容包括发文量、被引量、影响因子、立即指数、期刊他引率、平均引文率、被引半衰期、引用半衰期等。

（6）**期刊开放获取** 期刊开放获取包括开放获取期刊和期刊开放获取平台两个部分。可以通过开放获取期刊查看并下载免费期刊文献，通过期刊开放获取平台可了解和利用各种期刊免费资源。

2. 检索案例

[案例 3-5] 查找北京中医药大学发表的，题名、关键词或摘要中包含"小儿推拿"的北大核心期刊文章

检索过程：在维普中文期刊服务平台的专业检索中，检索框中书写检索表达式：S= 北京中医药大学 and (M= 小儿推拿 or R= 小儿推拿)，期刊范围勾选"北大核心期刊"，点击"检索"按钮即可获得检索结果（见图 3-5）。

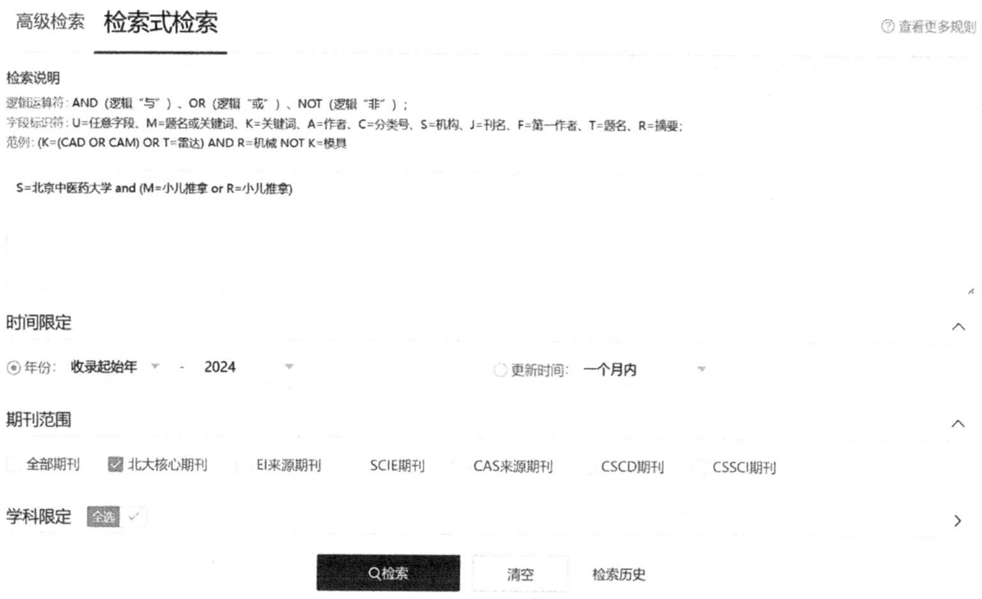

高级检索　**检索式检索**　　　　　　　　　　　　　　　　　　　　⑦查看更多规则

检索说明
逻辑运算符: AND（逻辑"与"）、OR（逻辑"或"）、NOT（逻辑"非"）;
字段标识符: U=任意字段、M=题名或关键词、K=关键词、A=作者、C=分类号、S=机构、J=刊名、F=第一作者、T=题名、R=摘要;
范例: (K=(CAD OR CAM) OR T=雷达) AND K=机械 NOT K=模具

S=北京中医药大学 and (M=小儿推拿 or R=小儿推拿)

时间限定　　　　　　　　　　　　　　　　　　　　　　　　　∧

◉ 年份:　收录起始年　▾　- 　2024　　▾　　　○ 更新时间:　一个月内　　▾

期刊范围　　　　　　　　　　　　　　　　　　　　　　　　　∧

全部期刊　☑北大核心期刊　EI来源期刊　SCIE期刊　CAS来源期刊　CSCD期刊　CSSCI期刊

学科限定　全选 ✓　　　　　　　　　　　　　　　　　　　　　 ＞

Q检索　　　清空　　　检索历史

图 3-5　维普中文期刊服务平台检索

（三）万方数据知识服务平台

万方数据知识服务平台集成学术期刊、学位论文、会议论文、科技报告、专利、标准、科技成果、法规、地方志、视频等十余种文献资源类型，覆盖包括自然科学、医药卫生、农业科学、工程技术、哲学政法、社会科学、科教文艺在内的全学科领域。

1.检索方法

万方数据知识服务平台的学术期刊、学位论文和会议论文三种学术论文资源库中，通用的检索字段包括全部、主题、题名或关键词、题名、关键词、摘要、中图分类号、DOI、作者、作者单位，其中，"全部"字段包含所有可检索字段，"主题"字段的检索范围包含题名、关键词和摘要。

万方数据知识服务平台的检索规则主要如下：第一，支持逻辑运算符"AND/and""OR/or""NOT/not"的组合运算。所有检索方式均不支持运算符"*/+/^"，如果输入"*/+/^"，将被视为检索词或停用词进行处理。第二，逻辑运算优先级顺序是( ) ＞ NOT ＞ AND ＞ OR，所有运算符号必须在英文半角状态下输入，前后须空一格。第三，支持使用""（双引号）表示精确匹配，引号内容作为整体进行检索。第四，支持使用通配符"?（问号）"进行截词检索，"?"代表零个或一个字符。

万方数据知识服务平台提供基本检索、高级检索、专业检索和作者发文检索四种检索方式，可单库检索或跨库检索，同时提供各个资源库的导航检索。

（1）基本检索　在万方数据知识服务平台首页，选择文献类型、资源库和字段，并在检索框中输入一个检索词或一个检索表达式，点击"检索"按钮即可获得检索结果。

（2）**高级检索**　高级检索支持多个检索项的组配检索，点击检索框后的"-""+"按钮增加或减少检索条件，最多支持6个检索项的组合检索。一个检索框内可以使用括号及运算符构建检索表达式，支持"精确"或"模糊"匹配。允许限定出版时间来调整检索范围，或利用智能扩展功能获得更加全面的检索结果，其中，"中英文扩展"是对检索词进行中英文的扩展检索；"主题词扩展"是基于主题词表，对检索词的下位词、同义词等进行扩展检索。

（3）**专业检索**　专业检索是在检索框中构建检索表达式完成检索，同样支持出版时间限定和智能扩展检索。选择文献类型后，可使用对应文献的独有字段检索。如果难以确定检索词，可使用"推荐检索词"引导功能，输入相关内容，提取规范的检索词。

（4）**作者发文检索**　作者发文检索提供作者名称和作者单位字段，可用于精确查找相关作者的学术成果，支持"精确"或"模糊"匹配以及限定发表时间。

（5）**资源导航**　资源导航提供学术期刊、学位论文、会议论文、科技报告、专利、标准、科技成果、法律法规等多种类型资源的导航体系，并根据不同的资源类型特征，设置不同的导航体系。

以学术期刊导航为例，期刊按照内容所属学科划分为哲学政法、社会科学、经济财政、科教文艺、基础科学、医药卫生、农业科学、工程技术八个学科专辑，并设有刊首字母、核心收录、收录地区、出版周期、优先出版等分类标签供组合筛选。检索结果可按影响因子、创刊时间、被引次数及综合排序浏览，如需精确查找，可在检索框中输入刊名、ISSN或CN进行检索。点击期刊封面或名称，进入期刊详情页，可查看期刊的出版信息、收录文章、特色栏目、统计分析等内容。

2. 检索案例

[案例3-6]　查找成都中医药大学2023年发表的有关"中医学"方面的学位论文研究热点

检索过程：在万方数据知识服务平台的高级检索中，文献类型限定为"学位论文"，选择"学位－学位授予单位"字段并输入检索词"成都中医药大学"，匹配方式选择"模糊"，选择"中图分类号"字段并在对应检索框中输入"R2"，逻辑关系选择"与"，发表时间限定为2023年，点击"检索"按钮即可获得检索结果。在检索结果页面，点击"结果分析"图标，可从关键词指标了解相关研究的热点主题内容（见图3-6）。

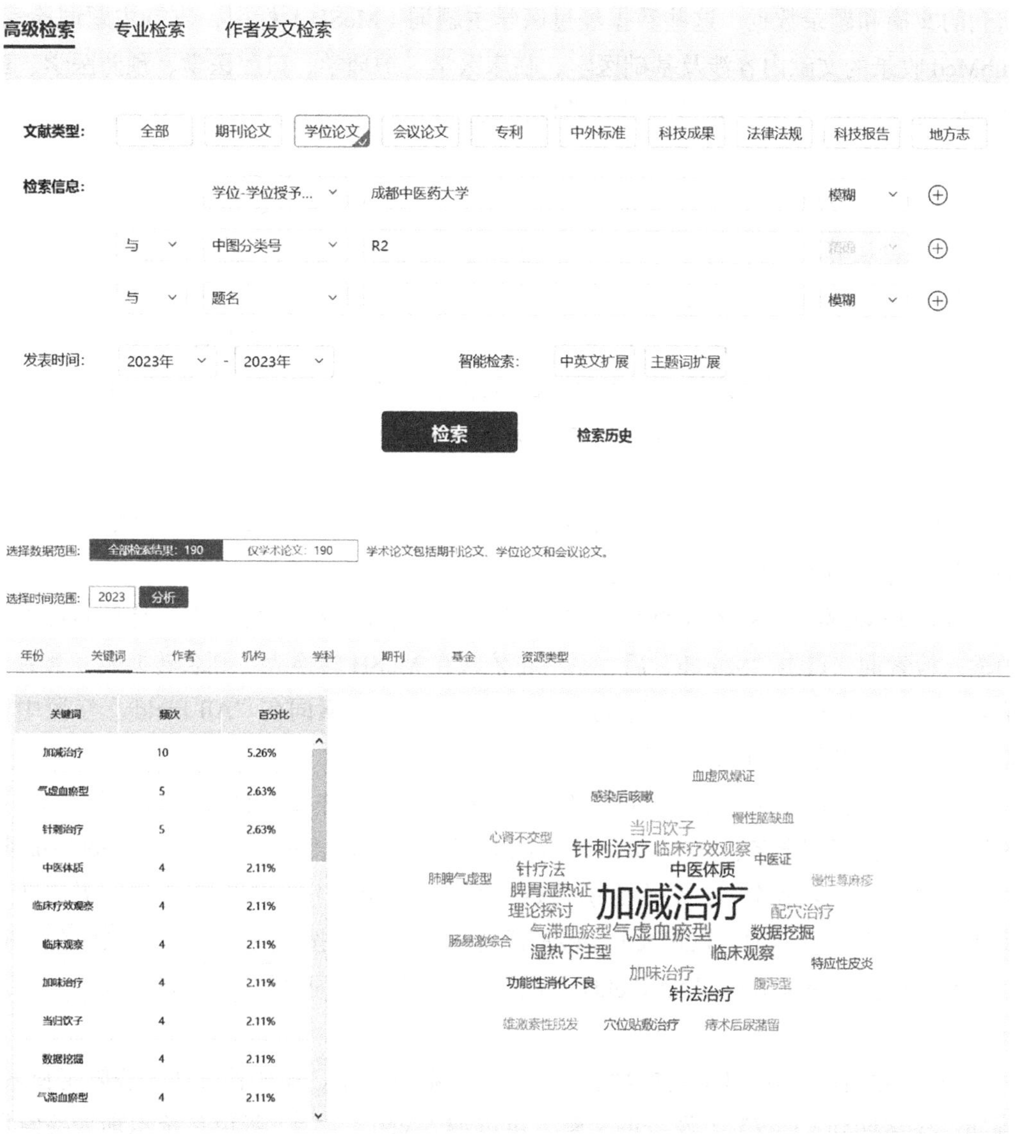

图 3-6　万方数据知识服务平台检索

二、中医药外文学术论文检索

（一）PubMed

PubMed 是由美国国立卫生研究院下属的国立医学图书馆国家生物信息中心
（National Center for Biotechnology Information，NCBI）开发和维护的一个生物医学信
息检索系统，面向全球用户免费开放，并提供部分免费和付费全文链接服务。PubMed
文献记录的主要来源是 MEDLINE 数据库，MEDLINE 收录全球 5000 多种生物医学

期刊的文摘和题录数据，这些数据经过医学主题词（MeSH）标引，支持主题词检索。PubMed 收录的文献内容涉及基础医学、临床医学、护理学、口腔医学、预防医学、药理和药剂学、卫生管理、医疗保健等学科领域。

1. 检索方法

PubMed 平台的检索规则包含以下几个方面：第一，支持逻辑运算符 AND、OR、NOT 的组合运算；运算符大小写不限，输入时前后要各空一个字节；运算顺序从左至右，英文半角圆括号可以改变运算顺序并优先执行。第二，支持使用通配符"*（星号）"，"*"代表零个或多个字符，用于单词的后截断，对词组无效。第三，支持使用""（双引号）进行短语检索，引号内的词组将作为一个整体在"All Fields"字段进行检索。第四，支持字段限定检索，书写形式：检索词［字段标识］，例如：bronchitis ［Title］。

PubMed 提供基本检索、高级检索、主题词检索、期刊检索、作者检索、临床查询、单篇或批量引文匹配等检索方式。

（1）基本检索（basic search） PubMed 设有语词自动转换功能，即在首页的检索框中输入检索词，点击"Search"后，系统将依次在 MeSH 转换表、刊名转换表、著者全称转换表及著者索引中对检索词进行匹配和转换，再将检索词在"All Fields"字段中检索，并执行布尔逻辑"OR"运算。

MeSH 主题词转换可将检索词转换为 MeSH 主题词，并在主题词字段进行检索。刊名转换表包括期刊全名、MEDLINE 形式的缩写和 ISSN；著者全称转换表包括 2002 年以后出版文献的著者全名；著者索引将姓全称在前、名首字母缩写在后的短语自动识别为作者姓名。检索时，PubMed 会将短语检索词拆开，按单词重复以上顺序分别查找，系统还会将单词放在"All Fields"字段进行检索，单词之间执行布尔逻辑"AND"运算。

如果不想启用词语自动转换功能，可以使用截词检索、短语检索或字段限定检索。例如：检索期刊《Cell》上发表的文献，可以输入 cell［TA］，避免系统识别为检索词而出现歧义。

基本检索允许输入的检索词有以下几种：单词、短语或缩写，大小写均可。作者姓名拼写要求：先姓（全称）、后名（首字母缩写）。2002 年以后的论文还可用姓和名的全称检索，且顺序不限，系统会执行自动词语匹配功能。期刊信息，包括刊名全称、缩写、ISSN 等。单篇文献信息，包括 PMID、DOI 等。

（2）高级检索（advanced search） 高级检索页面提供检索构建器（PubMed advanced search builder）和检索历史与检索详情（history and search details）两个功能区。

利用检索构建器可以实现字段限定检索，除了"All Fields"字段之外，选择其他字段系统不会进行语词自动转换。在检索构建器中，可在下拉菜单中选择检索字段，输入检索词进行检索，点击"ADD"按钮实施多个检索项的布尔逻辑 AND、OR、NOT 组合运算，也可在"Query box"区域的输入框中直接编写检索表达式进行检索。

检索历史与检索详情区域可查看检索历史记录，包括实际执行的检索式、检索结果数量和时间，还可点击"Actions"将检索式添加至检索框，可对选中的历史检索式进行 AND、OR、NOT 运算，或执行删除、自动推送检索式等功能。

（3）主题词检索（MeSH database）　在 PubMed 首页，点击"MeSH database"进入主题词检索界面。主题词检索可基于 MeSH 词表确定主题词和副主题词。当主题词不能完全确定时，可输入相关词，系统会自动查找与该词对应的主题词，例如：输入"cancer"后，系统会自动查找到对应的主题词是"neoplasms"。

需要注意的是，主题词检索得到的结果是主题词收录时间之后出版的文献。例如，主题词"stroke"是 2000 年收录的词，故检索结果均是 2000 年之后的文献。若要检索 2000 年之前的相关主题文献，可参见"Previous Indexing"列表的主题词重新检索。

（4）期刊检索（journals）　在 PubMed 首页，点击"Journals"进入期刊检索界面。可通过主题、期刊全称、期刊缩写、ISSN 等字段检索到特定期刊信息，或点击页面中的高级检索（Advanced Search）按钮，在 NLM 目录检索构建器（NLM Catalog Advanced Search Builder）中检索期刊信息。

（5）临床查询（clinical queries）　PubMed 首页的临床查询可用于快速检索临床研究相关的文献，可输入疾病名称或主题进行查询，还可根据需求筛选治疗（Therapy）、临床预测指南（Clinical Prediction Guides）、诊断（Diagnosis）、病因（Etiology）、预后（Prognosis）等不同临床研究类型的文献。

（6）单篇引文匹配器（single citation matcher）　在 PubMed 首页的单篇引文匹配器中，可输入作者、期刊名称、出版年月日、卷号、期号、起始页码或篇名中的任意词等信息查找单篇文献。

（7）批量引文匹配器（batch citation matcher）　PubMed 首页的批量引文匹配器主要用于批量查找文献信息，输入格式为：刊名｜年｜卷号｜起始码｜作者｜文献标识，检索结果可以通过邮件发送或保存为文件。

2. 检索案例

[案例 3-7]　查找"阿司匹林治疗心肌梗死临床试验"方面的文献

检索过程 1：第一步，在 PubMed 数据库的基本检索中，检索框输入检索式：Aspirin AND Myocardial Infarction，点击"Search"按钮。第二步，在检索历史与检索详情（History and Search Details）功能区的"Details"菜单中查看实际执行的检索式，分析 PubMed 语词自动转换的策略是否正确。第三步，在检索结果界面的过滤选项"Article type"中勾选"Clinical Trial"，即可得到检索结果（图 3-7）。

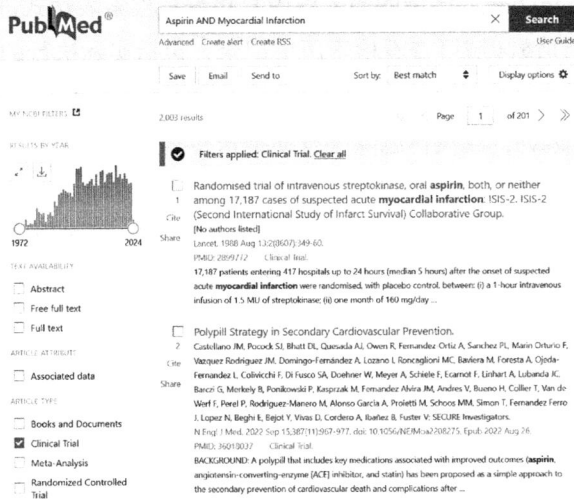

图 3-7　PubMed 数据库的基本检索

检索过程 2：第一步，在 PubMed 数据库的主题词检索中，输入检索词"Myocardial Infarction"，点击"Search"按钮，系统显示与该检索词有关的主题词列表；点击主题词"Myocardial Infarction"超链接，进入副主题词组配页面，选择副主题词"drug therapy（药物疗法）"后，点击"Add to search builder"按钮，在其后的下拉框中选择逻辑运算符"AND"。第二步，重复上述操作，继续输入检索词"Aspirin"，选择副主题词"therapeutic use（治疗应用）"，最终构建检索式：("Myocardial Infarction/drug therapy"［Mesh］) AND "Aspirin/therapeutic use"［Mesh］；点击"Search PubMed"按钮。第三步，在检索结果界面的过滤选项"Article type"中勾选"Clinical Trial"，即可得到检索结果（图 3-8）。

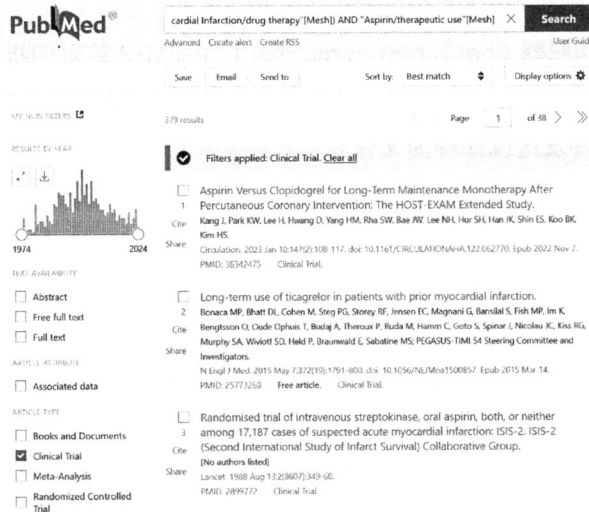

图 3-8　PubMed 数据库的主题词检索

（二）Web of Science 核心合集

Web of Science 是知名的学术资源整合服务平台，其核心合集是获取全球重要学术信息的数据来源，包含科学引文索引扩展（science citation index expanded，SCIE）、社会科学引文索引（social sciences citation index，SSCI）、艺术与人文科学引文索引（arts & humanities citation index，A&HCI）、科学会议引文索引（conference proceedings citation index–science，CPCI–S）等。内容涵盖自然科学、工程技术、生物医学、社会科学、艺术与人文等学科领域的高质量学术资源。

1. 检索方法

Web of Science 检索规则包含以下几个方面。

第一，支持 AND、OR、NOT 布尔逻辑运算符和 SAME、NEAR 位置限定运算符；检索运算符不区分大小写；运算顺序为 ( ) > NEAR > SAME > NOT > AND > OR；在单个检索式中可使用无限数量的布尔运算符，"所有"字段检索限制为 49 个布尔或位置限定运算符。第二，允许使用通配符，"*"表示零或多个字符；"?"表示一个字符；"$"表示零或一个字符。第三，可用""（双引号）对短语执行精确检索。

Web of Science 核心合集提供文献、被引参考文献、化学结构以及研究人员检索，可单库或跨库检索，并提供包括中文、英文等在内的多语种检索界面。

（1）文献检索　提供所有字段、主题、标题、作者、出版物标题、出版年、所属机构、基金资助机构、出版商、出版日期、摘要、入藏号、地址、作者识别号、作者关键词、会议、文献类型、DOI、编者、授权号、团体作者、Keywords Plus、语种、PubMed ID、Web of Science 类别等检索字段，其中，"主题"字段的检索范围包含标题、摘要和作者关键词。

一般情况下，使用"主题"和"标题"字段检索时，系统会自动执行"词形还原"和"词干提取"功能，以扩展检索范围。"词形还原"是根据词典将检索词的词形还原成对应的词根，然后把该词根的所有变体形式都视为检索词。例如，检索 defense，系统将自动查找检索词 defense 与 defence 中的任意一个。"词干提取"是删除检索式中单词的后缀，如 –ing 和 –es，例如，检索"vinyl recording"将同时查找检索词"vinyl record"的文献。如果不想启用这两个词语扩展功能，可以使用英文半角双引号或者打开检索界面中的"精确检索"功能。

文献检索提供基本检索和高级检索两种检索方式。在 Web of Science 核心合集首页选择检索字段并输入检索词即可执行基本检索，同时还可点击"添加行"实现多个检索项的布尔逻辑组配。高级检索中可以创建检索式，生成的每个检索式均会保存在"会话检索式"列表中，还可根据需求对列表中的检索式进行布尔逻辑组配，实现更为复杂的检索。

（2）被引参考文献检索　提供被引作者、被引著作、被引 DOI、被引年份、被引卷、被引期、被引页、被引标题等检索字段。通过检索可以了解一篇文献的被引用情况，了解引用这些文献的论文所做的研究工作，回溯某一研究文献的起源与历史，或者追踪其最新的进展。

（3）化学结构检索 可使用绘图工具检索化学结构，或者输入化合物名称、化合物生物活性来检索相关数据及文献。

（4）研究人员检索 可以输入作者姓全拼和名首字母（最多4个字母）、作者标识符、作者单位检索作者发文和文献被引用情况。

2. 检索案例

[案例 3-8] 查找"针刺治疗关节炎"方面的开放获取论文

检索过程：在 Web of Science 核心合集基本检索中，点击"添加行"，在两个检索框中分别输入检索词"Acupuncture"和"Arthritis"，字段均选择"主题"，逻辑组配选择"AND"，点击"检索"按钮，在检索结果界面的"快速过滤"功能区勾选"开放获取"即可（图 3-9）。

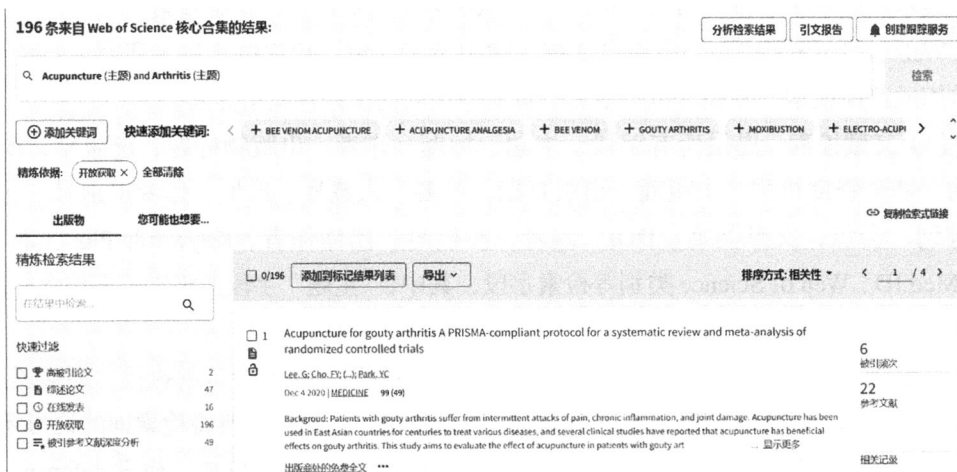

图 3-9 Web of Science 核心合集检索

（三）其他中医药外文数据库

1.Elsevier ScineceDirect

Elsevier ScineceDirect 数据库是全球著名的科技与医学全文数据库之一，是荷兰爱思唯尔（Elsevier）出版集团的核心产品。在该数据库中可以浏览全球顶尖的学术研究成果，资源类型包括期刊全文、单行本电子书、参考工具书、手册以及图书等，资源内容覆盖自然科学与工程学、生命科学、医学、社会科学与人文科学四大领域，具体涉及化学、免疫学和微生物学、遗传学和分子生物学、神经系统科学、医学与口腔学、护理与健康、药理学、毒理学和药物学、计算机科学以及交叉研究领域等。

2.SpringerLink

SpringerLink 数据库是德国施普林格（Springer–Verlag）科技出版集团开发的学术资源平台。该平台收录期刊、图书、丛书、会议论文集、参考工具书和实验室指南等信息资源，资源内容覆盖科学、技术和医学以及人文和社会科学领域，具体涉及医学、生物医学和生命科学、化学和材料科学、计算机科学、数学和统计学、行为科学、建筑学、设计和艺术、商业和经济地球和环境科学、工程学、人文社科和法律、物理和天文学等学科。

3.Ovid LWW

Ovid LWW 数据库将专业医学出版社利平科特·威廉斯 & 威尔金斯出版公司（Lippincott Williams & Wilkins，LWW）的核心期刊组成生物医学全文期刊专辑，为全球众多医护人员提供高质量的文献资源，现已成为全球广受欢迎的医学信息平台。该平台收录的医学期刊大部分可回溯至 1996 年或创刊年，并可同时使用 Ovid MEDLINE 数据库进行检索和记录导出。

4.Embase

Embase 数据库是爱思唯尔（Elsevier）推出的生物医学与药理学文摘数据库。Embase 数据库覆盖各种疾病、药物和医疗器械信息，并涵盖大量北美洲以外（欧洲和亚洲）的医学刊物。Embase 平台为了更好地支持循证医学研究，将"PICO"引入平台中，能够让检索更加便捷，助力系统评价、临床实践指南以及各种评估研究。

5.CAS SciFinder

CAS SciFinder 数据库由美国化学学会（American Chemical Society，ACS）旗下的美国化学文摘社（Chemical Abstracts Service，CAS）出品。该平台收录的文献类型包括期刊、专利、会议论文、学位论文、图书、技术报告、评论和网络资源等，资源内容涉及化学及相关学科（包括生物、医学、工程、材料、农业等），提供多种检索途径和有效的分析工具。

第三节　中医药古籍文献信息检索

一、中医药古籍检索

中医药学有着数千年的历史，在长期的发展过程中形成了异彩纷呈的医学流派，留下了浩如烟海的医学典籍。中医古籍是中医药学传承的重要载体，是中医药学发展的文献保障，更是当代学习与研究中医药学的信息源泉。

古籍是古代书籍的简称，中医药古籍是指 1912 年以前书写或印刷于纸质载体上、具有中国古典装帧形式的中医药学书籍。中医药古籍历史悠久，数量庞大，种类繁多，版本庞杂，在长期流传过程中存在许多复杂现象，如散佚、伪托、讹误，以及内容增删、书名变化等。只有掌握一定的检索规律和方法，才能全面、迅速、准确地检索古代中医药图书。检索中医药古籍主要利用中医药专科书目、综合性书目、中医药专科词典、中医药丛书、馆藏及网上书目数据库等。

书目又称目录，目指篇目，即文献的名称；录指叙录，即文献的提要，是简要记录文献的作者、内容及评价等的文字。通过书目，可以从宏观上了解和掌握一定历史时期文献的著述、刊行、流传、存佚等基本情况。透过书目还可以了解各个时期科学文化发展的概貌，也有助于了解古代学术发展源流，即"辨章学术、考镜源流"。

（一）利用中医药专科书目

中医药专科书目是指围绕中医药学科或专题系统全面地收集文献而编制的书目，是检索中医药古籍的主要检索工具，目前常用的检索中医药古籍的书目有《新编中国中医古籍总目》《中国中医古籍总目》《中国分省医籍考》《中国医籍通考》《中国医籍大辞典》等。

1.《新编中国中医古籍总目》

李鸿涛主编，2023年中医古籍出版社出版，是全国中医古籍文献资源普查工作的标志性成果。全书共收录全国379个藏书机构收藏的1912年以前写印的中医古籍8650种。

《新编中国中医古籍总目》分为上下两册，上册正文中按学科分类著录了古籍书目信息，下册主体为索引。全书由三大部分组成：编纂说明、收藏馆代号表、类表，书目正文，索引。该书正文按分类编年体例编排，分类以《中医古籍分类标准》（T／CAS 531–2021）为主要依据，并按照"学科优先"和"首见优先"做适当细化、补充和调整。该书著录以《中医古籍著录规则》为主要依据，正文每书著录：①类号、类名。②总序号。③书名（包括卷数、交替书名、附录、子目）。④著作年。⑤著者（包括朝代、姓名、字、号、著作方式）。⑥版本（包括出版时间、出版者、地点、版本类别）。⑦收藏馆代号。下册为索引，分笔画和书名索引两大类做了书名、著者、字号，刊刻，抄录，印行者等四项索引。

[案例 3-9] 当仅知道题名或者题名的关键词时，如何检索到相应的古籍和古籍的作者、卷数、版本及馆藏地等信息（如查找《东垣十书》的作者、卷数、版本、馆藏情况）？

检索步骤：

第一步：用《新编中国中医古籍总目》下册的书名笔画索引，题名《东垣十书》的首字"东"为5画，在第798页即可检索到《东垣十书》的总序号为08338和08384。

第二步：根据总序号08338在上册正文书目第701页，检索到《东垣十书十九卷（又名医学十书）》，辑者佚名，该书共有24个不同版本和相应的馆藏地；根据总序号08384在第706页检索到《东垣十书十三卷》，明代曹酌辑，仅有明隆庆二年（1568）

曹酌刻本，馆藏地为 570 和 907C。

第三步：根据第二步检索到的馆藏地代码，在"收藏馆代号表（共计 379 家）"中查找该书的具体馆藏地，如《东垣十书十三卷》的馆藏地 570、907C 分别为"中国科学院上海生命科学图书馆""成都中医药大学图书馆"。

第四步：如果还要进一步检索古籍的内容，可以到相应馆藏地查看该古籍的书影是否有公开电子版，或者实地去查阅实体馆藏。

2.《中国中医古籍总目》

薛清录主编，2007 年上海辞书出版社出版。该书是在 1961 年内部印行的《中医图书联合目录》与 1991 年中医古籍出版社出版的《全国中医图书联合目录》的基础上，加以全面整理修订而成的，在《新编中国中医古籍总目》出版之前是收录范围最广、种类最多的大型中医古籍联合目录，是检索中医古籍最常用、最重要的专科书目之一。该书重点收录 1911 年以前刊印的中文中医药古籍和民族医药古籍及其影印本、复制本，还收录了一批流失海外在大陆已经失传的中医古籍影印本、复制本，并附中国台湾 6 家图书馆馆藏中医古籍目录，共收录全国 150 个图书馆及博物馆馆藏的 1949 年以前刊印的中医图书 13455 种。

全书由四部分组成：凡例、参加馆代号表、类表，书目正文，附录，索引。正文沿用《全国中医图书联合目录》的分类编年体例排序，以体现中医学术的发展源流和传承轨迹。根据中医药古籍的实际状况，以学科为主，兼顾中医药古籍的体裁特征，划分为医经、医史、综合性著作等 12 大类，每书著录类号、序号、书名、卷帙、成书年代、著者、版本、馆藏代号等。该书目冠有参加馆代号表，书末附有书名笔画索引、书名音序索引、著者笔画索引、著者音序索引。另有 4 种附录：甲子表，岁阳、岁阴表，历代建都简表，历代帝王名讳表。

3.《中国分省医籍考》

郭霭春主编，1984 ～ 1987 年天津科学技术出版社出版。该书以全国各省地方志所载为据，上始先秦，下至清末，共收录全国近 3000 种地方志中的医籍 8000 余种，按照我国省级行政区划分别编写。全书分为上、下两册，上册包括河北（含北京、天津）、河南、山东、江苏（含上海）、浙江、江西省，下册包括除上述省以外的其他地区，书末附人名、书名索引。各省医籍按类编排，分为医经（附运气、藏象）、伤寒（附金匮、温病）、诊法、本草（附食疗）、针灸（附按摩、推拿）、方论（分内、外、妇、儿、五官）、医史、医案、医话、养生、法医等若干类。每类之下，按历史朝代排列。每书记载书名、卷数、著作朝代、作者姓名及作者小传。

4.《中国医籍通考》

严世芸主编，1990 ～ 1994 年上海中医学院出版社出版。该书为辑录体书目，编排体例与《中国医籍考》相仿。其辑录的文献，上溯出土文献，下迄清末，旁及日本、朝鲜的中医古籍，凡孤本、珍本、善本、手抄本等见载于文献者，皆竭力收罗，共收医籍

9000 余种，其数量数倍于《中国医籍考》。全书分为 4 卷，按类及成书时间顺序编排。第 1 卷为医经、《伤寒》《金匮》、藏象、诊法、本草、运气、养生；第 2 卷为温病、针灸、推拿、方论一至四；第 3 卷为方论四（续）至六；第 4 卷为方论七至九、医案医话、丛书、全书、史传、书目、法医、房中、祝由、补编。方论为临床著作（包括方书），按综合、妇科、儿科、外科、伤科、五官科顺序编排。每书大体按书名、作者、卷秩、存佚、序跋、作者传略、载录资料、现存版本等项著录，部分书还附有编者所作考证的按语。索引包括书名索引和作者索引，均以笔画为序。

5.《中国医籍提要》

由中国医籍提要编写组编写，分为上、下两册。上册于 1984 年由吉林人民出版社出版，下册于 1988 年由吉林科学技术出版社出版。上册收录医籍 504 部，主要是清代以前的著作，兼采日本、朝鲜比较著名的中医药著作；下册收录医籍 402 部，主要是清代至近现代（1960 年以前）的中医药著作。上、下册均分为基础理论、临床各科、综合、医史法医养生四大类。每种书著录书名、成书年代、撰作者、内容提要和版本，其中内容提要按原著卷目、章节、内容简介、学术成就、学术思想、学术源流及对后世的影响、作者生平传略等层次分段撰写。书后附书名、人名索引及参考书目。

6.《中国医籍大辞典》

裘沛然主编，2002 年上海科学技术出版社出版。该辞典是一部全面反映我国历代中医药文献概况的中医书目辞典，收录了上自先秦，下迄 20 世纪末的中医药书目 23000 余条（含亡佚书目 4700 余条），共 23 大类，特别是对珍善古代医籍和流失海外的孤本医籍作了拾遗补阙，堪称医籍辞书之最。每种医籍扼要介绍书名、卷册数、作者、成书或刊行年代、流传沿革、内容提要、学术特点或价值、出版单位、版本存佚情况、藏书单位等内容。书末附有书名索引和作者索引。

7.《中国古医籍书目提要》

王瑞祥主编，2009 年中医古籍出版社出版。该书目收辑从马王堆帛书至 1911 年两千多年的中医典籍 10061 种，其中现存书 7028 种，亡佚书 3033 种。全书分为医经、基础理论、伤寒金匮、诊法、针灸推拿、本草、方书、临证各科、养生、医案医话医论、医史、综合性著作、亡佚书等类。每书除著录书名、著作年份、著者等基本情况外，还有提要、主要版本、按语等。附有现存书书名索引、亡佚书书名索引、引用书目，均按汉语拼音音序编排。

8.《中医古籍目录 现代版（1949～2012）》

李成文、李建生、司富春主编，2014 年中国中医药出版社出版。该书收录 1949～2012 年国内出版机构新出版的中医古籍 3300 余种，其中包括丛书、类书、全书等中医古籍 300 余种，还收录了 2 种以上合集刊印的中医古籍 340 种。古籍书名按音序排列，著明作者名与字、成书时间、主要出版商、被合集收录信息，还标出异名同书、同名异书及一书多名。合集书名也按音序排列，著明作者或编纂者、出版商及所收录古籍目录。后附古籍书名笔画索引、合集书名笔画索引、成书年代索引、作者笔画索引与音序索引。

9.《浙江中医药古籍联合目录》

胡滨、鲍晓东主编，2009 年中医古籍出版社出版。该书目共收录浙江全省 35 家藏书单位（含个人）1991 年底之前收藏的中医药古籍 2866 种（含少许民国时期出版者）。所设类目、编制体例及检索途径均同《中国中医古籍总目》，凡《中国中医古籍总目》所设浙江收藏单位代号，该书目则予以沿用，其他单位给予新的编号，从而使该书目能与《中国中医古籍总目》衔接使用。该书目是查找浙江省内《中国中医古籍总目》未收单位所藏中医药古籍的主要检索工具，可以视为《中国中医古籍总目》的补充和延续。

检索中医药古籍的专科书目较多，除以上介绍的外，还可参考：

《中国医籍考》，［日］丹波元胤编，今有人民卫生出版社 1956 年据《皇汉医学丛书》本重印本。

《宋以前医籍考》，［日］冈西为人编，今有人民卫生出版社 1958 年及学苑出版社 2010 年排印本等。

《四部总录医药编》，丁福保、周云青共同编纂，1955 年商务印书馆线装铅印出版。

《朝鲜医籍通考》，崔秀汉编著，1996 年中国中医药出版社出版。

《三百种医籍录》，贾维诚编著，1982 年黑龙江科学技术出版社出版。

《中医古籍珍本提要》，余瀛鳌、傅景华主编，1992 年中医古籍出版社出版。

《历代史志书目著录医籍汇考》，李茂如等编著，1994 年人民卫生出版社出版。

《浙江医籍考》，刘时觉主编，2008 年人民卫生出版社出版。

《中国医籍续考》，刘时觉主编，2011 年人民卫生出版社出版。该书为《中国医籍考》的续作。

（二）利用综合性书目

综合性书目一般也收录中医药古籍，另外，学习中医药学也需要研读参考有关的传统文化著作，因此利用综合性书目查阅中医药古籍和经史百家文献，也是不可或缺的途径。常用的综合性书目主要有《四库全书总目提要》《中国古籍总目》《中国丛书综录》等。

1.《四库全书总目提要》

清代纪昀等编纂，刊行于 1795 年，1965 年中华书局出版校订断句影印本。本书（简称《四库全书总目》）是清代乾隆年间所编大型丛书《四库全书》的总目录，为清代最大的一部解题书目。共收书籍 10254 种，其中著录书（收入《四库全书》的著作）3461 种，存目书（未收入《四库全书》的著作）6793 种；子部医家类医籍著录书 97 部，存目书 94 部。所收书籍，基本上包括了清代乾隆以前中国古代的重要著作。全书按经、史、子、集四部编排，各部之下再分小类，某些小类下面又分子目。子部收诸子百家及释道方面的图书，下分儒家、兵家、法家、农家、医家、天文、算法、术数、艺术、谱录、杂家、类书、小说家、释家、道家诸类。每部有总叙，各类有小序，部分子目间有按语，扼要说明各种学术思想的渊源：流派、相互关系，以及划分类目的理由。所收每一种书除记载书名、卷数和著者外，还注明书籍来源（如采进本、内府本、敕撰本、进献本、《永乐大典》本、通行本等）。提要部分介绍作者生平、内容大旨、评论得失优劣，说明文字增删、卷帙分合、版本异同。

该书清代有多种版本，现通用有 1936 年上海大东书局影印的武英殿本，1965 年中华书局影印浙江翻刻武英殿本是目前的最佳本。影印本附有《四库撤毁书提要》《四库未收书提要》《书名及著者姓名索引》。

《四库全书总目》是我国图书目录学史上一部承先启后的代表性著作，也是一部评介古代学术的重要著作。后来不少学者做了纠谬补缺工作，重要的有余嘉锡的《四库提要辨证》和胡玉缙撰、王欣夫辑的《四库全书总目提要补正》等。

2.《中国古籍总目》

中国古籍总目编纂委员会编，2009 ～ 2013 年中华书局、上海古籍出版社出版。《中国古籍总目》为国家古籍整理出版重点项目，由全国古籍整理出版规划领导小组（国务院古籍整理出版规划小组）主持编纂，傅璇琮、杨牧之任主编，中国国家图书馆、北京大学图书馆等 11 家图书馆先后参与编纂，是现存中国汉文古籍的总目录。

该书收中国古籍 17 万余种，所录古籍收藏机构逾千家，著录中国公共、学校、科研机构图书馆及博物馆等所藏历代汉文古籍（含少量汉文与少数民族文字合编、以汉文注释外文者）之基本品种、主要版本及主要收藏信息，并部分采录日本、韩国、北美、西欧等图书馆收藏的中国古籍稀见品种。

该书在传统四部分类法的基础上，采用经、史、子、集和丛书五部分类体系组织编排。各部下复分若干类属，其中子部医家类包括医经、本草、藏象、诊法、方论、针灸推拿、医案医话、养生等，新学类包括医学之属等。该书依传统方式著录了书名、卷数、著者时代、著者姓名、著作方式、出版情况、版本类别及批校题跋等信息。有索引 4 册，包括书名索引和著者索引两部分。

3.《中国丛书综录》

上海图书馆编，1959 ～ 1962 年上海中华书局出版。该书目收录了全国 41 个主要图书馆馆藏的历代丛书 2797 种、古籍 38891 种。

全书共三册：第一册是总目，为丛书分类目录，分汇编和类编两个部分。汇编著录综合性丛书，下分杂纂、辑佚、郡邑、氏族、独撰五类；类编著录专门性丛书，分经、史、子、集四部，各部之下再分若干细目。其中子部医家类，共收医学丛书 139 种。每一种丛书详列书名、种数、编者、刻印年代及所含子目。书后附全国主要图书馆收藏情况表，又附丛书书名索引等。第二册是子目，以子目为单位，采用经、史、子、集四部分类编排，部下又分类、属。每书著录书名、卷数、著者及所属丛书。子部医家类下分

22 类，以内科、外科、五官科等加以细分，载录医书 1357 种。第三册为索引，包括子目书名索引、子目著者索引。

由于《中国丛书综录》所收浩繁，遗漏及讹误亦未能免，1986 年上海古籍出版社新出的缩印本改正、补充了个别内容，阳海清编《中国丛书综录补正》（江苏广陵古籍刻印社 1984 年出版）对《中国丛书综录》做了增补订正，施廷镛主编《中国丛书目录及子目索引汇编》（2003 年北京图书馆出版社出版）收录《中国丛书综录》未收丛书。

4.《中国丛书广录》

阳海清编撰，1999 年湖北人民出版社出版。该书目共收录 1990 年前海内外刊印的中国古籍丛书 3279 种（子目 40227 种），其中医学丛书 176 种。《中国丛书综录》已收者，只收少数书名、版本、子目异于《中国丛书综录》者。

全书 2 册，上册由四部分组成。丛书分类简目，包括序号、书名、编（撰）者、版本 4 项，实为该书主体之目次。丛书分类详目，为该书之主体，所收条目分为汇编丛书和类编丛书两部分。汇编丛书又细分为杂著、地方、家族、自著 4 类；类编丛书分为经、史、子、集 4 类，各类之下再分若干细目，外加补遗。每种丛书详列书名、编者、版本、子目（含书名、卷数、著者、著作方式）及按注。丛书书名索引。丛书编撰者、校注者、刊刻者索引，均按首字四角号码排列。下册由三部分组成：子目分类索引、子目书名索引、子目著者索引。各索引均按首字四角号码排列。上册末附有索引字头四角号码与笔画对照表，下册前附有四角号码检字法。

5.《中国善本书提要》

王重民撰，1983 年上海古籍出版社出版。该书收录北京图书馆、北京大学图书馆和美国国会图书馆所藏，并为作者所经眼的中国古籍善本书 4400 余种（包括补遗 100 余种）。所收各书大部分是清代康熙以前的校刊本、钞本，全书按经、史、子、集四部分类法编排。除了著录一般事项及记述各书的版刻特征外，还撰有内容丰富的提要，考证版本源流，介绍作者情况，研究评介著作价值，书名之下多载有收藏馆名。书后附书名、撰校刊刻人名、刻工人名与刻书铺号等索引。该书对《四库全书总目》的不足和谬误进行了大量补充和订正。

（三）古籍其他检索途径

1. 中医药专科词典

中医药专科词典中也有关于医籍的词条，记载有该医籍的卷帙、成书年代、作者以及简要内容，重要医籍还述及学术成就和学术价值。如《中医大辞典》载录中医药医籍的条目 2258 条，《中国中医药学术语集成》（中医文献卷）载录中医药医籍的条目 17600 余条等。

2. 中医药丛书

丛书是指汇集两种及两种以上单独著作并冠以总名的一套书籍的统称。"丛"就是聚集的意思，丛书也称丛刻、丛钞、丛刊、汇刻、合刻、丛编等。丛书所含的单种图书，古人称作"子目"，具有作为图书的相对完整性。早期多是综合性的，后来各种专门性丛书相继出现。丛书发展到清代达到鼎盛时期，所编丛书不仅部头大，而且刊刻质量高。乾隆年间编的《四库全书》是历史上最著名的丛书。医学专科性丛书则晚于综合性丛书，元代杜思敬编辑的《济生拔萃》是现存较早的中医丛书。丛书的编印，对文献的流传和保存起了一定作用。一些因各种原因（如专业性较强、作者知名度低、影响不大等）而鲜为人知、又有一定价值的图书，往往依赖丛书本的刊行得以流传和保存。不少中医药丛书中往往包括一些篇幅单薄或流传较少的稀见医籍。因此，查阅丛书也是检索中医药古籍的有效途径之一。

著名的中医药丛书有《中国医学大成》《三三医书》《济生拔萃》《东垣十书》《薛氏医案》《古今医统正脉全书》《周氏医学丛书》《珍本医书集成》《皇汉医学丛书》《聿修堂医学丛书》，以及近年来出版的《四库医学丛书》《近代中医珍本医书集成》《中华医学名著宝库》《历代中医名著文库》《海外回归中医古籍善本集萃》《国家图书馆藏稀见古代医籍钞（稿）本丛编》《中华医书集成》等。

3. 馆藏及网上书目数据库

检索中医药古籍，还可利用相关图书馆的目录系统，尤其是中医药单位及大型综合性图书馆的馆藏书目，如《中国中医研究院图书馆馆藏中医线装书目》（1986 年中医古籍出版社出版）、《中国国家图书馆古籍珍品图录》（北京图书馆出版社 1999 年出版）、《北京大学图书馆藏善本书录》（北京大学出版社 1998 年出版）等。又如，近年来在古籍普查登记基础上，编纂出版的各古籍收藏单位《古籍普查登记目录》。目前各图书馆都建有 OPAC 系统，提供从分类、书名、作者及主题等多途径检索，可以不受时空限制，查询各图书馆的中医药古籍资源收藏情况，诸多图书馆还提供中医药古籍数字化资源浏览。此外，还可利用相关专业网站查询，如网上书店、出版商网站等，不仅提供书目检索，有的还提供全文服务。

▌二、中医药古籍文献数据库检索

中医药古籍文献数据库通过系统化地整合和标准化编码中医药古籍信息，提供多维度高效的中医药古籍文献信息检索服务，促进了中医药理论的系统性梳理、有效利用、历史传承与创新。

（一）全国古籍普查登记基本数据库

全国古籍普查登记基本数据库是由国家图书馆（国家古籍保护中心）建设的，于2014 年 10 月上线，是全国古籍普查工作的重要成果之一。国家古籍保护中心将根据普查工作进展，陆续发布古籍普查数据，该数据库发布古籍普查编号、索书号、题名、著者、版本、册数、馆藏单位等信息，为用户提供快速的书目信息查询，获取当前查询古籍的现存版本，筛选出符合需求的古籍，提高古籍的利用效率，推动古籍资源的整理利用。全国古籍普查登记基本数据库首页，见图3-10。

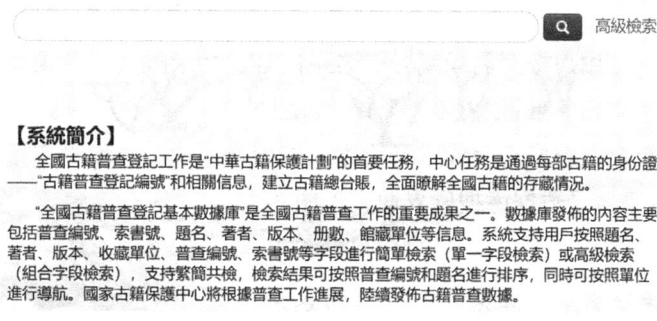

图 3-10　全国古籍普查登记基本数据库首页

系统支持用户按照题名、著者、版本、收藏单位、普查编号、索书号等字段进行简单检索（单一字段检索）或高级检索（组合字段检索），支持繁简共检，检索结果可按照普查编号和题名进行排序，同时可按照单位进行导航。截至2025年7月，累计发布319家单位古籍普查数据941708条8982920册。如搜索明万历《本草纲目》的版本及馆藏信息。全国古籍普查登记基本数据库高级搜索界面，见图3-11。

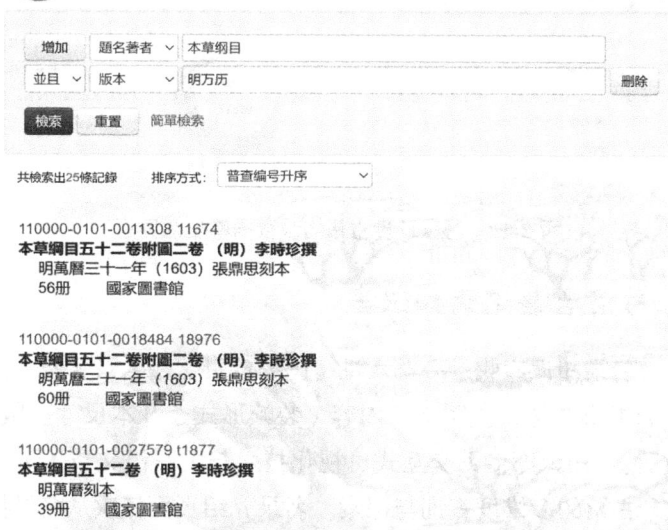

图 3-11　全国古籍普查登记基本数据库高级搜索界面

（二）国家珍贵古籍名录数据库

《国家珍贵古籍名录》是由国务院及文化和旅游部公布的我国现存珍贵古籍中具有特别重要的文献价值、文物价值和艺术价值的古籍目录。截至 2024 年，该数据库共发布六批《国家珍贵古籍名录》，包含全国 485 家机构 / 个人收藏的 13026 部古籍，其中，汉文文献 11855 部（含甲骨 4 种、简帛 187 种、敦煌遗书 405 件、碑帖拓本 219 件、古地图 149 件、汉文古籍 10891 部），少数民族文字古籍 1133 部，其他文字古籍 38 部。

名录数据库支持用户按照名录编号、名录内容、名录批次、名录公布时间、文献类型、文种、分类、省份、收藏单位、索书号、题名著者、版本、批校题跋、版本年代、版本类型、是否有全文影像等字段进行检索。如搜索入选国家珍贵古籍名录的《黄帝内经》。国家珍贵古籍名录数据库搜索界面，见图 3–12。

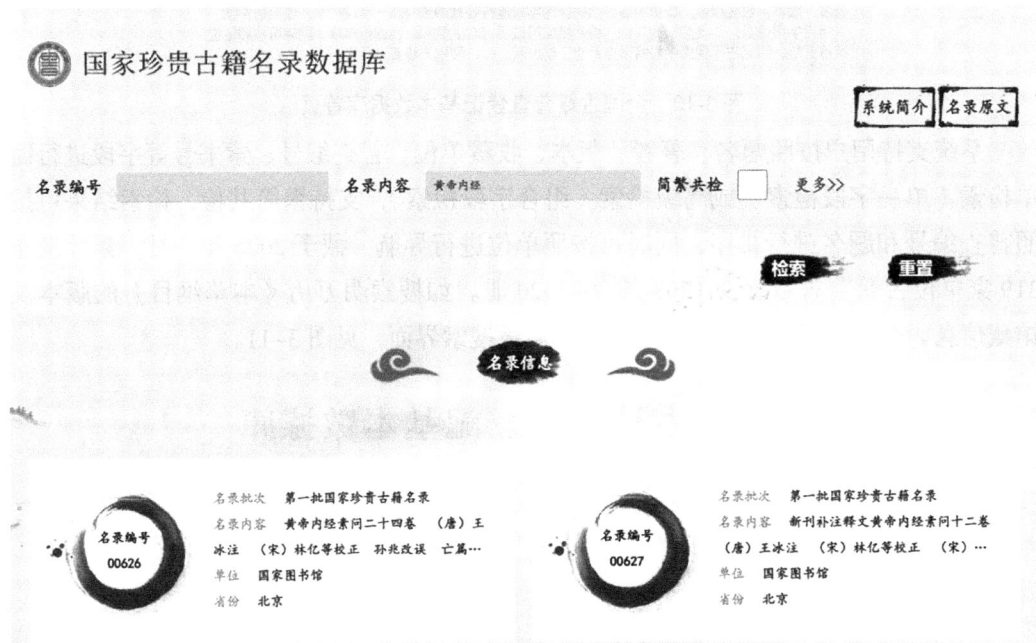

图 3-12　国家珍贵古籍名录数据库搜索界面

（三）国家珍贵古籍名录知识库

国家珍贵古籍名录知识库收录一至六批《国家珍贵古籍名录》及《国家珍贵古籍名录图录》中包含的书影图像、说明文字内容（装帧形式、开本尺寸、版框尺寸、版式、牌记、批校题跋等）。知识库借助交互式可视化技术与关联语义技术可实现对《国家珍贵古籍名录》收录古籍的多维度查询与探索。名录介绍页面依次从名录批次、时间（名录收录古籍的版本朝代分布）、空间（名录收录古籍的收藏机构地理分布）展开，结合多种可视化方式展示《国家珍贵古籍名录》各方面内容。名录浏览页面结合多字段检索与多维度导航功能，为用户提供了解古籍的入口与工具；两种查阅名录收录古籍的方式，一方面支持用户精确查询，另一方面便于用户从文献类型、文种、版本朝代、版本类型四个维度联合筛选，逐步探索名录收录古籍之丰富内涵。名录分析页面充分利用关联语义技术，呈现名录中隐含的人物关系与书目关系，结合统计功能帮助更多用户进一步深入探索。如查询入选国家古籍名录元代《世医得效方》的版式信息（图3-13）。

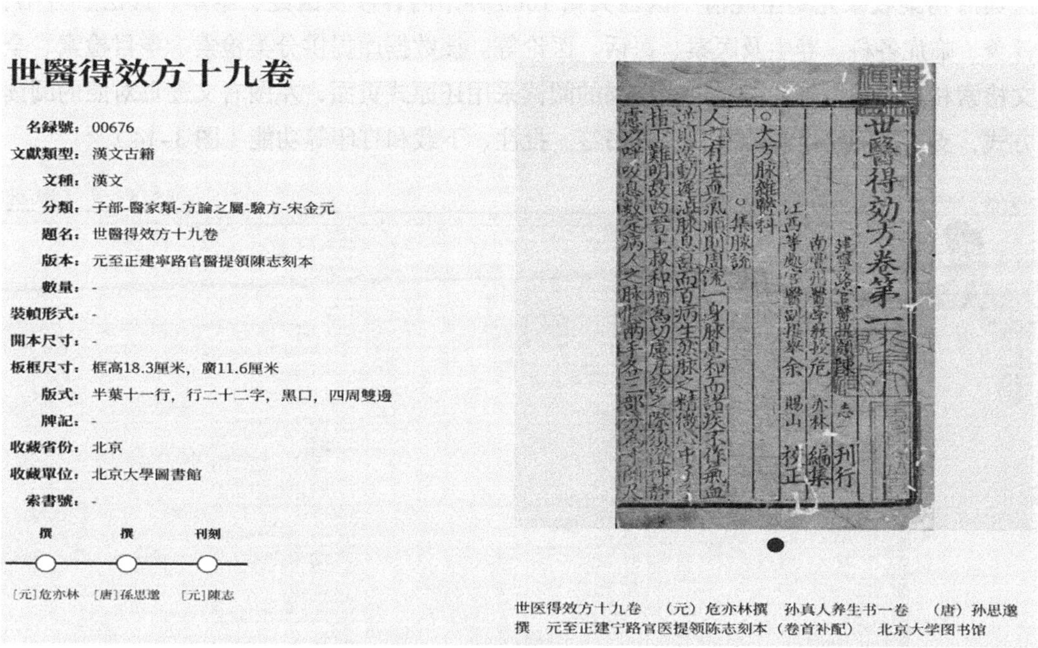

世医得效方十九卷 （元）危亦林撰 孙真人养生书一卷 （唐）孙思邈撰 元至正建宁路官医提领陈志刻本（卷首补配） 北京大学图书馆

图 3-13 国家珍贵古籍名录知识库搜索界面

（四）中华古籍资源库

"中华古籍资源库"是国家图书馆（国家古籍保护中心）建设的综合性古籍特藏数字资源共享平台，是"中华古籍保护计划"的重要成果。该平台遵循边建设、边服务原则，目前在线发布资源包括国家图书馆藏善本和普通古籍、甲骨、敦煌文献、碑帖拓片、西夏文献、赵城金藏、地方志、家谱、年画、老照片等，以及馆外和海外征集资源，总量约10万部（件）。

读者无须注册登录即可阅览全文影像，支持单库检索和多库检索，基本检索和高级检索，除"敦煌遗珍""中华寻根网"外实现了各子库资源的统一检索，支持模糊检索，同时兼容PC和移动端。

（五）中文古籍联合目录及循证平台

中文古籍联合目录及循证平台是由上海图书馆开发的，目前收录有1400余家机构的古籍馆藏目录，其中上海图书馆的古籍馆藏、加州大学柏克莱分校东亚图书馆的中文善本馆藏、哈佛燕京图书馆的中文善本馆藏、澳门大学图书馆的中文古籍馆藏可在线访问部分扫描影像全文。

（六）爱如生中医典海

爱如生中医典海是全新编纂的汇辑历代中医药典籍的大型全文检索版数字丛书，中医典海初集收录先秦至晚清中医药典籍1000种，内容涉及医经、本草、诊法、方书、针灸、临症各科、养生及医案、医话、医论等。该数据库提供分类检索、条目检索、全文检索和高级检索等功能，检索结果的阅读采用还原式页面，左图右文逐页对照的阅读方式，支持繁简字体的转换，提供书签、批注、下载和打印等功能（图3-14）。

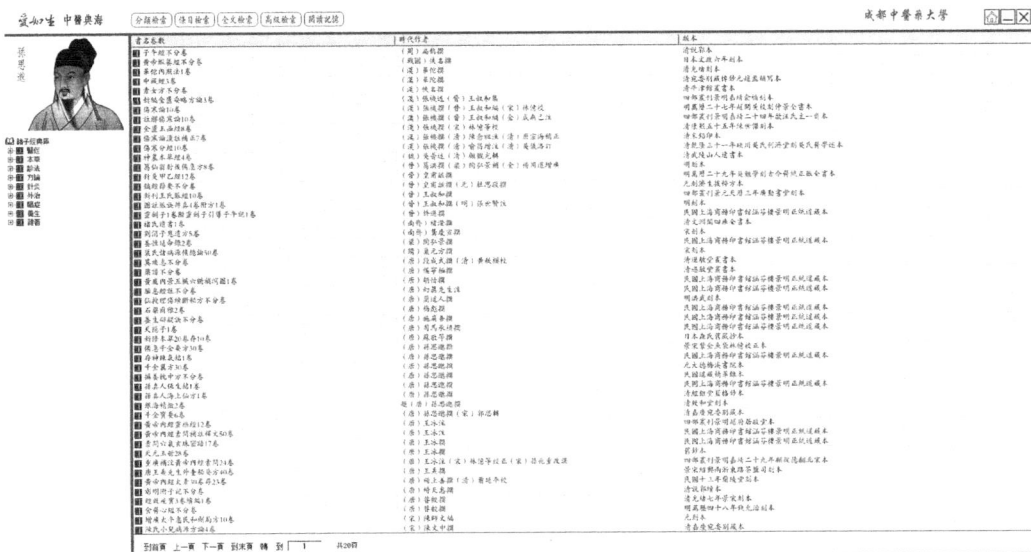

图3-14　爱如生中医典海界面

（七）四部丛刊

四部丛刊数据库由北京书同文公司发布，该数据库以北京大学图书馆收藏的上海涵芬楼景印《四部丛刊》为底本，包含宋、元、明珍本影印共504种，涵盖经、史、子、集四部分内容，支持全文检索，提供摘要、笔记、纪元换算以及简、繁、异体汉字相互关联查询的功能。

（八）古今医案云平台

古今医案云平台是中国中医科学院中医药信息研究所开发的集医案检索、采集、分析挖掘于一体的平台。平台包含50万条古今医案、3000多位名医的信息，集成诸多大数据、云计算等应用模式及智能信息处理技术，提供医案检索、采集、管理、数据挖掘等功能。

（九）汉典

汉典始建于 2004 年，是一个有着巨大容量的字、词、词组、成语及其他中文语言文字形式的免费在线辞典。平台收录了 93898 个汉字、361998 个词语、短语和词组，以及 32868 个成语的释义；汉典古籍收录了总共包含 38529 章节的 1055 部古典文献书籍、203 篇古文；汉典诗词收录了 268886 首古典诗词；汉典书法收集了 135804 个著名的中国书法家汉字书法作品。可供查询古汉字、古籍使用。

第四节　中医药专利信息检索

一、中医药中文专利检索

（一）中文专利文献概述

中文专利文献的权威来源是中国国家知识产权局，其支持免费检索与获取公开发布的专利文献。中文专利文献的主要来源是各类商业专利数据库，目前常见的有万方数据知识服务平台中的中外专利数据库、INNOJOY 专利检索平台、SOOPAT 专利搜索引擎等。此外，互联网环境中也存在一些可免费获取的中文专利文献的来源，如中国专利信息网、广东省专利大数据应用服务系统、重点产业专利信息服务平台等，可以按中国行业、地区分布进行检索、选择。

中医药中文专利文献在相关专利数据库中主要以产业类型进行限定查找。在《国际专利分类表》（2025.01 版）中与中医药相关的集中于 A61、C01、C07、C08 等类目（见表 3-1）。同时也需要检索其他中医药知识产权保护文献，如保密配方、商标、地理标志、植物新品种等多分支文献，这样才能获得比较全面的信息。

表 3-1　《国际专利分类表》中医药相关类目举例

A61	医学或兽医学；卫生学		
A61B	诊断；外科；鉴定	A61K	医用、牙科用或化妆用的配制品
A61C	牙科；口腔或牙齿卫生的装置或方法	A61L	材料或消毒的一般方法或装置；空气的灭菌、消毒或除臭；绷带、敷料、吸收垫或外科用品的化学方面；绷带、敷料、吸收垫或外科用品的材料

（续）

A61	医学或兽医学；卫生学		
A61D	兽医用仪器、器械、工具或方法	A61M	将介质输入人体内或输到人体上的器械；为转移人体介质或为从人体内取出介质的器械；用于产生或结束睡眠或昏迷的器械
A61F	可植入血管内的滤器；假体；为人体管状结构提供开口、或防止其塌陷的装置，例如支架；整形外科、护理或避孕装置；热敷；眼或耳的治疗或保护；绷带、敷料或吸收垫；急救箱	A61N	电疗；磁疗；放射疗；超声波疗
A61G	专门适用于病人或残疾人的运输工具、专用运输工具或起居设施；手术台或手术椅子；牙科椅子；丧葬用具	A61P	化合物或药物制剂的特定治疗活性
A61H	理疗装置，例如用于寻找或刺激体内反射点的装置；人工呼吸；按摩；用于特殊治疗或保健目的或人体特殊部位的洗浴装置	A61Q	化妆品或类似梳妆用配制品的特定用途
A61J	专用于医学或医药目的的容器；专用于把药品制成特殊的物理或服用形式的装置或方法；喂饲食物或口服药物的器具；婴儿橡皮奶头；收集唾液的器具	–	–
C01	无机化学		
C01B	非金属元素；其化合物	C01F	金属铍、镁、铝、钙、锶、钡、镭、钍的化合物，或稀土金属的化合物
C01C	氨；氰；其化合物	C01G	含有不包含在 C01D 或 C01F 小类中之金属的化合物
C01D	碱金属，即锂、钠、钾、铷、铯或钫的化合物	–	–
C07	有机化学		
C07B	有机化学的一般方法；所用的装置	C07G	未知结构的化合物
C07C	无环或碳环化合物	C07H	糖类及其衍生物；核苷；核苷酸；核酸
C07D	杂环化合物	C07J	甾族化合物
C07F	含除碳、氢、卤素、氧、氮、硫、硒或碲以外的其他元素的无环、碳环或杂环化合物	C07K	肽

（续）

C08	有机高分子化合物；其制备或化学加工；以其为基料的组合物		
C08B	多糖类；其衍生物	C08H	天然高分子化合物的衍生物
C08C	橡胶的处理或化学改性	C08J	加工；配料的一般工艺过程
C08F	仅用碳－碳不饱和键反应得到的高分子化合物	C08K	使用无机物或非高分子有机物作为配料
C08G	用碳－碳不饱和键以外的反应得到的高分子化合物	C08L	高分子化合物的组合物

中文专利文献常用的检索途径有号码途径、名称途径、主题途径、分类号途径。号码途径和名称途径适合精准专利检索，主题途径和分类号途径适合限定范围专利检索。

号码途径主要有申请号、专利号等字段。

名称途径主要有发明人、专利权人、专利申请人、专利受让人等字段。

主题途径通过选取关键词查找相关技术主题的专利。专利文献中的关键词以专业、精准为特点，表达专利的新颖性、创造性。因此选择专业、新颖的词汇作为专利检索词，再组合专利分类号进行检索，能比较精准地定位最新专利。

分类号途径能够精准定位专利文献范围，其通过技术主题在专利分类表中的分类号来查找专利信息，是专利主题途径之外最重要的检索途径。

（二）中医药中文专利文献的选择

中医药中文专利文献的选择途径主要有在综合专利数据库中进行内容限定检索、使用中医药知识产权专题数据库资源两种。因综合专利数据库数量多、质量高，使用内容限定检索是比较常用的途径。

在选择文献源时，首先需要浏览专利文献概况，对主要类目、次要类目中的专利文献进行宏观浏览，以了解申请人的归类倾向、主题词使用偏好等，对中医药专利文献的分布、数量、内容等有粗略的认识。

其次，对检索需求涉及的类别进行重点阅读，了解当前该领域主要的专利文献情况，定位自己检索需求涉及的主要专利类别、主题词等。专利文献条款分明，其主要内容集中在名称、摘要、权利要求书、说明书字段中，其中权利要求书是专利技术的核心内容字段，需进行详细阅读。

再次，使用简单检索进行试检索，熟悉文献的索引情况。检索时尽量选择索引全面、精准度高且适合自己检索习惯的文献对象。在综合性专利数据库中，中医药专利散见于多个类别，需要复杂的检索技巧才能达到比较好的查准率和查全率，通过试检索能够实际体会中医药专利文献的范围和深度。

最后，中医药专利资源一般搭配保密配方、商标、地理标志、植物新品种等知识产权资源使用。在选择中医药专利文献的同时，可参考其他知识产权保护文献进行对比分析、全面评价检索结果。

（三）中医药中文专利的检索技巧

专利检索与学术文献检索在表现形式上有较大的差异。首先，专利文献在字段呈现上与学术文献完全不同，其用于检索的字段也需从专利文献的特点进行分析和理解。其次，专利的用途与学术文献差异较大，专利更强调新颖性比对、侵权状态分析、专利布局产业与地区分析等，专利的检索字段更擅长在这些领域进行查找。最后，专利文献的呈现形式更加条款化，全文免费获取，在检索结果展示上更偏向文献内容条款比对、技术图片比对、原文批量下载等。

中医药中文专利检索的基本技巧与普通专利检索一致，一般分为简单检索、表格检索、表达式检索，对应学术文献数据库中的一框式检索、高级检索、专业检索。专利简单检索中支持图片检索，可以将专利设计的图片上传至检索框检索相似专利图片。表格检索中的检索字段为普通专利检索中的常用字段，包含专利文献的基本字段，如申请（专利）号、名称、摘要、权利要求书、申请（专利权）人、IPC号（国际专利分类号）、同族号、代理人等。表达式检索支持 AND、OR、NOT 等逻辑运算符。

在专利基本检索中，还支持 STEP 检索、批量检索、法律状态检索等。STEP 检索类似于学术文献数据库中的检索历史组合检索，即分步检索。批量检索是专利检索中特有的检索方式，支持输入多个号码，批量展示专利结果。法律状态检索用于检索专利的有权、审中、无权及其详细法律状态，可以便捷地判定专利的侵权情况。

中医药中文专利检索区别于普通专利检索，主要使用三类字段：表达专利文献内容的字段、表达专利人物的字段、专利分类号及相关分类字段。其他可以表达中医药专利文献的字段还有专利地址、药品名称等。

表达专利文献内容的字段有名称、摘要、权利要求书、说明书等。在检索时将中医药产业名词作为关键词限定在相关字段中，可迅速定位中医药专利。

表达专利人物的字段有申请（专利权）人、当前专利权人、发明（设计）人等。中医药产业研究者即为专利权人或设计人，可以用研究者姓名在相关字段中检索，实现快速定位其研究方向的中医药专利。

专利分类号及相关分类字段有 IPC（国际专利分类号）、CPC（联合专利分类号）、LOC（洛迦诺外观设计分类）、国民经济分类号等。在各种分类号中均有表达医药，以及中医药相关的分类号，取其分类号信息进行检索或与其他字段组合检索，能够较好地定位中医药专利。

其他字段还有国省代码、地址、专利代理机构、药品名称等。中医药专利目前以在中国境内申请的数量最多，主要来自各省市的中医药研究机构，通过国省代码、地址等字段可以定位相关地理范围的中医药专利，如道地药材专利等。药品名称是专门针对药品设计的检索字段，适用于中药专利的检索，可作为补充字段组合使用。

中医药中文专利的检索主要采用多种字段类型组合来确定检索范围，通过多方位比对提升查准率。在查全率的判定上，注意申请为西医类、器械类、运动类等非中医药核心类别的专利，需使用相关更宽泛的分类号或检索词进行检索。

二、中医药外文专利检索

（一）外文专利文献概述

外文专利主要指全球背景下的国际专利。外文专利文献一般选择自己熟悉的语种或使用翻译后的中文版本进行检索和阅读，在需要比对原文时下载原语种专利文献进行详读。如果外文专利文献需求中不需要检索词参与，则可以使用号码、地区等信息直接定位不熟悉的外文原语种专利文献。

外文专利文献资源的来源分为各国家或地区的专利主管机构、综合性商用专利数据库、综合性免费专利数据库及产业专利专题数据库四类。各国家或地区专利主管机构公开的专利文献最全，索引也较为简单，适合精准原文检索与获取；综合性商用专利数据库资源量大，专利文献经过标准化加工及内容翻译、标引程度深，检索字段比较多，部分数据库还带有商标、法律信息等与专利相关的知识产权文献，这类数据库可用于对查全率要求较高的检索。功能完善的专利数据库还会嵌入专利分析算法，能够提供专利导航分析、专利布局、专利预警等数据分析功能，可作为外文专利文献的专业文献源；免费专利数据库适合基础检索分析，便于对外文专利有较为宏观、简单的了解，是外文专利文献检索的入门资源；产业专利专题数据库具有产业技术特点，一般用于长期产业专利跟踪利用，是进行本产业专利分析及知识产权评价的重要文献资源。

在地域分布上，常用的外文专利文献主要分为美国专利文献、欧洲专利文献、日本专利文献及亚洲专利文献。国际专利协会或联盟的专利互惠互利文献资源包含比较全面的各地区或国家专利族关联信息，也是研究国际专利态势的重要来源，便于分析各语种外文专利文献之间的国际专利联系。

外文专利检索一般和中文专利检索共同归入国际专利检索，其文献量远大于中文专利，语种复杂，文献结构不统一，专利检索的用途也更加广泛、多样，因此在国际专利检索中，首先需要对检索需求进行专题分类。目前常用的国际专利专题检索分为专利技术信息检索、新颖性检索、侵权检索、专利法律状态检索、同族专利检索和技术贸易检索等。在选择合适的专利检索专题后，进一步选择合适的专利检索策略及检索技术开展检索是常用的外文专利检索方法。

（二）中医药外文专利资源的选择

虽然中医药专利数量在逐年增加，但是在国际专利申请与保护方面还存在一定差距。与西药相比，中医药的专利国际化程度较低，这可能与中医药的传统性、研究方法和标准差异有关。中医药外文专利资源可从国际地域、产业领域两个角度进行认识。

在国际上可从日韩地区、东南亚地区、欧美地区认识。日韩地区的中医药外文专利是与中国中医药外文专利最为接近的资源类别。据统计，日本的汉方垄断了 70% 以上的中药专利。可选择日韩本国的专利局资源及专利数据库进行查询，其资源是专利侵权比对的重要来源。东南亚地区相关专利资源是中医药专利的有效比较对象，也可以选择本国专利局资源及数据进行查询，其差异性是确定专利新颖性的重要来源。欧美地区与中医药相关的外文专利主要是植物药、动物药或化学大类下关于植物药、动物药的微观解构创新专利。欧美地区专利资源更加偏向西医药术语描述，可重点采用中医药现代化中的西医药术语表述进行查询，其资源适合分析专利布局。

在产业领域可从医药产业、器械产业、运动保护食品健康等产业、其他传统产业等方面认识。医药产业是中医药外文专利的主要产业领域，其下属各个类组均会涉及，需重点关注。器械产业是中医药相关工具创新的主要部类。运动保护、食品健康等产业是中医药康养类创新分布部类，也包含部分中医药外文专利资源。其他传统产业部类涉及采用中医药技术实现一些特殊疗效的创新，对于特殊创新专利新颖性分析尤其重要。

中医药外文专利资源除从国际领域、产业领域角度来分析认识外，还可以根据研究方向进行主题汇集。总之，中医药外文专利资源在国际专利文献中较为分散，需要从多种角度认识其资源概况，尽量深入到专利小类层面检索并获取资源。

选择中医药外文专利资源的技巧可按从易到难的顺序：提供中文翻译的国际专利文献数据库可作为入门选择，如 Innojoy 专利搜索引擎、SOOPAT 专利数据库等；在熟悉专利文献检索特点后，可选择自己常用的外文语种专利数据进行检索，如英语版的 Derwent 专利数据库、Innography 专利检索分析数据库等；中医药外文专利资源检索的最优选择是原文语种的专利数据，如想查找日本中医药专利即选择日文专利数据库、查找韩国中医药专利即选择韩文专利数据库等。

此外，许多综合性文献资源平台、国际知识产权信息资源平台也包含中医药外文专利资源数据，如万方数据的中外文专利数据库、国家知识产权局中国及多国专利审查信息查询、世界知识产权组织的 Patentscope 专利数据库等。

所有狭义的专利原文文献都是可以公开免费获取的，各国或地区专利局或知识产权机构是其最直接、最权威的来源，即可到该文献所在国的官方专利管理机构查询和下载相关外文中医药专利资源。

（三）中医药外文专利的检索技巧

中医药外文专利检索的首要技巧是外文检索词的确定。检索词的翻译要考虑中医药专业词汇的国际语境，尽量贴近国际医药专利的表达习惯。中医药产业在外文专利中数量较少，选择检索词时可扩大其外延，选择相近的医药外文词汇进行补充检索。其次是选择相应的专利检索主题。在中文专利检索中进行专利技术信息检索、专利新颖性检索、专利侵权检索、专利法律状态检索、同族专利检索、技术贸易检索都可应用于中医药外文专利检索。最后选择适合外文专利检索的策略及技术。这部分技巧也基本与中文专利检索相同，在外文语境中使用即可。

中医药外文专利检索的基本技巧即在做好检索词的翻译及选择扩检、缩检外文词汇后，在外文语境中使用与中文专利检索相同或相似的基本技巧。

中医药外文专利检索的字段及方法可参照中文专利检索的相关字段及方法，除此之外，还需要注意三点：一是国际申请信息检索；二是屏蔽各国语种差异的专利文献著录项目统一代码，可以直接使用代码查询相关信息；三是外文专利数据库的子库划分特点。

《专利合作条约》（patent cooperation treaty，PCT）是《巴黎公约》下专利领域的一个专门性国际条约。我国自1994年1月1日起就成为PCT成员国。它规定申请人可自愿选择指定国家获得专利权，世界知识产权组织国际局指定国际审查单位对其申请专利进行审查，并给予国际公布，各国专利局根据国际审查的结果决定是否授予专利权。这样的国际申请与分别向每个国家提出的申请具有同等效力。

专利文献著录项目统一代码（internationally agreed numbers for the identification of bibliographic data，INID）由巴黎联盟专利局间情报检索国际合作委员会为专利文献著录项目制定，目的是便于公众识别专利文献著录项目，也便于计算机管理。这种代码由圆圈或括号所括的两位阿拉伯数字表示，用于标记各国相应内容的专利文献项目。

对于外文专利数据库的子库划分，各国存在一定的差异。如美国专利商标局（US Patent and Trademark Office，USPTO）的USPTO专利数据库分为两个部分：专利全文与图像数据库（patent full text and imagedatabase，PatFT）和专利申请全文与图像数据库（patent application full text and image database，AppFT）。欧洲专利局的Espacenet（esp@cenet）数据检索系统包含三个数据库：WIPO-espacenet专利数据库、EP-espacenet专利数据库、Worldwide专利数据库，每个子库分别收录相关专利数据。在检索应用时需要根据各国数据库收录情况选择相应子库进行检索。

第五节　中医药开放信息检索

▎一、搜索引擎的使用

（一）搜索引擎概述

互联网中存在着海量信息，学术文献数据库中存储着较为专业、精准的结构化信息，其他大量的结构化非学术信息及非结构化信息则需要通过搜索引擎来查找。通常把用户从互联网中找到自己所需要的信息而借助的工具统称为搜索引擎（search engine）。搜索引擎在传统认知上是一个信息查询系统，其核心技术是结果的相关度算法。随着科技不断发展，搜索引擎更加重视搜索结果与用户信息需求的契合程度，而不是显示海量客观信息。因此，当代搜索引擎更接近一种用户自定义的信息聚合系统，通过相关度算法达到用户潜在信息需求的即时满足。

当前搜索引擎习惯按收录的内容划分为综合型搜索引擎、专业型搜索引擎和专用型搜索引擎。综合型搜索引擎，也称通用型搜索引擎，对网络中所有可以获取的资源进行爬取、标引，几乎可以检索到互联网上任何可检索的网络信息资源。如百度搜索引擎、搜狗搜索引擎等。专业型搜索引擎，也称垂直型搜索引擎，是专用于查询某一学科或主题信息的搜索引擎。它对本领域信息资源进行更加专业、深入的标引和描述，并设计有利用本领域信息相关的方法和技术，具有针对性强、目标明确、查准查全率高等优势，是专业领域检索的主要工具。如医学类资源搜索引擎、美国化学工业搜索引擎等。专用型搜索引擎是专门用来检索特定信息资源的搜索引擎，如图片搜索引擎、音乐搜索引擎、地图搜索引擎等。

（二）国内外搜索引擎介绍

1. 国内搜索引擎

（1）综合型搜索引擎：百度 百度是目前全球最大的中文信息检索引擎，提供基本检索和高级检索两种检索方式，支持布尔逻辑运算，可将检索范围限制在指定的网站、标题、文档类型等条件中。百度旗下还拥有各类丰富服务产品，包括百度百科、百度知道、百度地图、百度文库、百度学术、百度翻译等。

（2）元搜索引擎：360 搜索 360 搜索属于元搜索引擎，即通过一个用户界面，帮助用户在多个搜索引擎中选择和利用合适的搜索引擎进行搜索，最后将信息聚合在一起形成结果展示给用户选择。360 搜索的检索方式集成了众多搜索引擎之长并能自由切换，支持中英文搜索，其特点是接入垂直搜索引擎，如与高德合作搜索地图信息、音乐搜索整合视频网站信息、推出医药领域的子垂直搜索引擎"良医搜索"等。

（3）中文学术文献搜索引擎：读秀 读秀以中文文献资源为核心，含有 330 万种图书书目、240 万种图书原文、10 亿页全文资料及 6700 多万种期刊元数据，中文学术文献资源丰富。

2. 国外搜索引擎

（1）Google Google（谷歌）的主要服务有网页搜索、图片搜索、视频搜索、全球地图搜索、新闻搜索、购物搜索、博客搜索、论坛搜索、学术搜索、财经搜索、问答、Notebook、在线翻译等，提供常规检索和高级检索两种功能，支持 132 种语言，包括简体中文和繁体中文，检索结果准确率高，具有独到的图片搜索功能和强大的新闻组搜索功能。

（2）Bing Bing 是微软公司的搜索引擎。有每日首页美图、全球搜索与英文搜索、全球搜图等功能，与 Windows 操作系统深度融合，且将基于 AI 聊天的搜索体验扩展到必应的移动版本，进一步强化 Bing 的搜索影响力。

3. 医药类搜索引擎

（1）Medical Matrix Medical Matrix（医源）是一个以医学主题词为基础的免费医学专业型搜索引擎，属于目录型医学检索工具，是目前重要的医学专业搜索引擎。Medical Matrix 包括 4600 多个医学网址，提供了关键词检索和分类目录搜索，适合临床医师使用。

（2）Medscape Medscape（医景）由功能强大的通用搜索引擎 AltaVista 支持，收藏了 2.5 万余篇全文文献，拥有会员 50 多万人，临床医生 12 万人，是目前提供免费临床医学全文文献和继续医学教育资源（CME）最大的网站。除检索文献外，Medscape 还可以检索图像、音频、视频等资料。

（三）搜索引擎的检索技巧

1. 基本搜索技巧

搜索引擎的检索思路与专业数据库不同，其在检索词、检索式的组织上无任何专业要求，可根据需求自由组合。搜索引擎的检索核心主要在两个方面：检索需求的梳理、检索结果的判定。

检索需求的梳理是结合搜索引擎资源量大、检索技术简单、结果庞杂等特点提炼出适用的检索需求。搜索引擎一般适用于如下三种需求：第一，领域性较强的最新信息确认需求，如新冠疫情的最新进展、国际会议的最新报道、交通路况的预报等。第二，精准的散点信息需求，如专家的生卒年月、药品的市场售价、产品规格要求等。第三，特殊的信息需求或个性化信息，如冷门学科专家信息、道地药材的民间存在信息、传统技艺的地方特色信息等。

检索结果的评价是从检索结果中筛选有价值信息的重要步骤。搜索引擎在拆解用户输入需求后，会进行需求算法匹配、检索结果的相关度判定、检索结果的排序等步骤。并且上述步骤在人工智能飞速发展中更加后台化、隐形化，会在短时间内将亿级数量的结果排序后推送给用户，而用户的单次阅读量一般在十几条至几十条，二者数量差巨大。为了在最短时间内找到有价值的信息，用户可以按如下步骤判定检索结果：首先，熟悉使用中的搜索引擎的结果展示习惯，排除广告、竞价排名等信息影响，找到客观信息结果。其次，从题名、核心内容摘要、来源等多个字段判定结果的权威性、客观性后，点击原文链接阅读原文。再次，尽可能多次检索、多角度检索，比对每次排序在前的检索结果之间的差异来判定其是否与自己的需求接近。最后，保持对结果信息的中立观点和开放思维，在长期检索中不断纠正、更新信息，提高自我信息认知的全面性、准确性、前沿性。

2. 高级搜索技巧

除了搜索引擎自带的高级检索技巧外，搜索引擎的高级检索技巧还在于认知各个搜索引擎的搜索子领域强项及搜索引擎强大的应用更新能力。

百度擅长中文信息检索。百度是全球最大的中文搜索引擎，拥有全球最丰富的中文互联网信息索引数据库，因此中文信息搜索首选百度。百度旗下的中文子产品也非常丰富，相互之间信息链接、转换畅通，是非常优秀的中文信息获取工具。

Google 搜索引擎提供全球信息检索服务，其索引覆盖范围广泛，并支持多种语言的翻译功能。因此，在选择使用搜索引擎获取国际信息时，可考虑选择 Google。

Bing 在嵌入操作系统后展现出卓越的检索便捷性，Bing 搜索可内嵌在 Windows 系统中，便于灵活调用，占用空间小，加之其资源量在不断增长，检索能力也在不断提升，可以作为备选搜索引擎。

搜索引擎的优点是技术应用速度快、新兴搜索内容的更新速度快。如人工智能的投用、翻译功能的普及、学术检索的广博、图片音频视频检索的便捷等，都在搜索引擎中最快体现。总之，在学术数据库中检索效果不好的主题或载体形态等，均可以在搜索引擎中尝试检索。

二、中医药卫健文献检索

（一）中医药卫健文献概述

中华人民共和国国家卫生健康委员会（简称卫健委）和国家药品监督管理局在工作中产生的中医药开放信息是中医药文献资源的重要组成部分。其中，国家药品监督管理局是中药开放信息的核心内容来源。其他中医药开放信息还来自我国各地区政府部门、协会等。

国际上中医药卫健信息也日渐增多，可以参考西医药在国际管理、政府管理中的归属来获取相关中医药国际卫健信息例如，日本、韩国、东南亚国家的中医药行业相关政策等卫生健康信息。另外，全球中医药产业、学科研究相关的卫健文献，如植物药、动物药、药物化学成分提取等领域的政府开放信息也值得关注。

（二）常用的中医药卫健文献资源

中医药卫健文献资源检索常用的是国家卫生健康委员会政务服务平台、国家药品监督管理局、国家中医药管理局和中华中医药学会等官网。

1. 国家卫生健康委员会政务服务平台

国家卫生健康委员会政务服务平台包含三类服务：查信息、报审批、看咨讯。用于检索的是"查信息"服务。其信息查询包含医卫机构查询、医卫人员查询、药物查询、食卫标准查询、信用信息查询、产品信息查询和其他查询。所有查询涉及中医药卫健相关文献资源，可按其分类分别查询。

2. 国家药品监督管理局

国家药品监督管理局除政务信息以外的医药开放信息按其医药类型分为药品、医疗器械、化妆品三类。药品包含国产药品、进口药品、药品生产企业、药品经营企业、GMP认证、GSP认证等29项查询；医疗器械包含国产器械、进口器械、医疗器械分类目录、医疗器械标准目录等19项查询；化妆品包含国产特殊化妆品注册信息、进口化妆品、化妆品注册和备案检验检测机构、化妆品生产企业等9项查询。

3. 国家中医药管理局

国家中医药管理局是直接发布中医药卫健文献信息的权威来源。国家中医药管理局发布的中医药和民族医药事业发展的战略、规划、政策和相关标准政府文献，公开的中医医疗、预防、保健、康复及临床用药等的监督管理信息文献，提供监督和协调医疗、研究机构的中西医结合工作信息及民族医药的理论、医术、药物的发掘、整理、总结和提高工作信息文献，是中医药文献内容发展预测的风向标。其发布的文献在类目上包含与国家中医药管理相关的政府信息公开文献、政府信息公开年报、网站工作年度报表及《全国中医药统计摘编》等。

4. 中华中医药学会

中华中医药学会是全国中医药科学技术工作者和管理工作者及中医药医疗、教育、科研、预防、康复、保健、生产、经营等单位自愿结成并依法登记成立的全国性、学术性、非营利性法人社会团体。其学会包含科技奖励评审信息、中医药继续教育管理、中医药期刊、中医师生继续教育管理、中医药学术会议管理等开放信息，是进行中医药科研的重要文献来源。

（三）中医药卫健文献的检索技巧

1. 中医药卫健文献的一般检索技巧

中医药卫健文献的一般检索步骤是：选择医药综合性文献检索平台，浏览平台的资源总量、类型、特点、使用方法等，再结合一般文献检索策略、字段逻辑组合规则进行检索。

国家卫生健康委员会政务服务平台的"查信息"类别下浏览查询类别，选择需要检索的文献信息对象，点击进入后全面阅读检索字段的含义及字段内容输入方法，即可实施检索并获得结果。在国家药品监督管理局平台直接选择对应的药品、医疗器械或化妆品类别，点击进入其检索界面进行检索。

因开放信息的标引浅于专业数据库，检索结果的精准度会因为字段不同而差异较大。如果出现零结果或较为宽泛的结果，可借助浏览方式进行查找或更换其他检索字段或检索词，多次尝试，以便获得满意的检索结果。

2. 中医药卫健文献的特殊检索技巧

医药信息检索含有大量的医药类专业检索字段，尽可能选用医药专业检索词进行检索。当深入检索中医药卫健文献时，选择中医药特有的字段、中医药专业词汇，可获得较为精准的检索结果。

此外，因医药信息是文献信息的一个学科分支，而中医药信息又是医药信息的一个特色分支，其文献资源数量规模较小，所以中医药卫健文献信息在一般检索中的可用文献资源量就偏少。在检索中，除领域性较强的信息检索外，开放式信息检索的扩展检索技巧更为重要。可对用于检索的检索字段、检索词进行筛选，拟定从微观到宏观的顺序依次进行试检索；如果结果依然不理想，可尝试浏览法，即扩大查全范围后对其检索结果进行浏览，在寻找满意检索结果的同时评价是否检索方向偏离，逐步修正检索行为。

三、中医药标准文献检索

（一）中医药标准文献概述

标准文献有狭义与广义之分。狭义上标准文献是指按规定程序制定，经公认权威机构（主管机关）批准的一整套在特定范围（领域）内必须执行的规格、规则、技术要求等规范性文献，即标准文件；广义的标准文献是指与标准化工作有关的一切文献，包括标准形成过程中的各种档案、宣传推广标准的手册及其他出版物、揭示报道标准文献信息的目录、索引等。标准文献除了以标准命名外，还常以规范、规程、建议等命名，国外标准文献常以 standard（标准），specification（规格、规范），rule、instruction（规则），practice（工艺），bulletin（公报）等命名。

中医药标准文献是标准文献的一个学科类别。国际上中医药标准散见于国际或其他国家的医药标准中，可作为国内中医药学科领域标准文献的参考资料。

中国常用的规范性标准文献有国家标准行业标准、地方标准、团体标准和企业标准等。规范性标准文献是产业执行、行业技术研发的工艺和技术水平依据，是选择中医药标准文献的主要、权威来源。

其他非规范性标准文献包含标准形成过程中的各种档案、宣传推广标准的手册及其他出版物、揭示报道标准文献信息的目录、索引等，也是中医药标准文献资源的重要来源。

（二）中医药标准文献资源

1. 国内标准中的中医药文献资源

可选择国内标准数据库来检索并获取中医药标准文献信息。

（1）**全国标准信息公共服务平台**　全国标准信息公共服务平台是国内权威、全面的标准信息来源。平台有标准号、标准名称、标准属性、国际标准分类号、中国标准分类号、国际标准号、被替代标准号、发布日期、实施日期、主管部门等多种检索字段。平台还链接了国际标准化组织、国际电工委员会、国际电信联盟、世界贸易组织等国际组织，可以查询相关国际标准。

（2）**中国标准服务网**　中国标准服务网是国家级标准信息服务门户，是世界标准服务网的中国站点。标准资源包含 60 多个国家、70 多个国际和区域性标准化组织、450多个专业学（协）会的标准，以及全部中国国家标准和行业标准共计约 60 万件。系统提供简单检索、高级检索、批量检索等检索方式。

2. 国际标准中的中医药文献资源

国际标准是指由国际性组织制定的各种标准，其中主要有国际标准化组织制定的ISO 标准和国际电工委员会制定的 IEC 标准，以及国际标准化组织已列入《国际标准题内关键词索引》中的由 27 个国际组织制定的标准。其标准文献可通过世界综合性标准服务网或选择相关国家的标准服务网进行检索获得。

（1）**世界标准服务网**　世界标准服务网是由国际标准化组织推出的国际性标准信息搜索引擎，它作为一个公共门户和互联平台，汇集了全球主要标准制定组织的官方网站链接，包括 ISO、国际电工委员会、国际电信联盟等国际组织，64 个国家级成员的标准机构，以及多个区域性标准化组织和国际性标准化机构的网站。其核心功能是提供权威的标准信息导航，用户可通过它高效检索各国标准目录与摘要信息，并链接至相应机构官网获取更详细的内容。

（2）**ISO 在线**　ISO 在线是国际标准化组织维护的标准检索平台。ISO 所有标准每隔5 年将重新审定一次，所以使用时应注意使用最新版本标准。ISO 标准号的结构形式为标准代号＋顺序号＋年代号。ISO 在线网设有 ISO 介绍、产品和服务、ISO 会员专用、信息中心等栏目。ISO 提供快速检索和高级检索两种检索方式，提供国际标准的分类目录浏览，并介绍各成员国、产品与服务等信息。

（三）中医药标准文献的检索技巧

1. 中医药标准文献的一般检索技巧

中医药标准文献的一般检索和其他开放信息检索类似，采用中医药相关检索词组合标准文献检索字段及方法开展。标准是产业技术的执行技术规范，检索词的选择应尽量精准、专业，选用具有实践操作性的词汇；检索广义的标准文献采用一般文献检索方法即可。

同时，标准文献会随着技术的发展不断更新，因此检索中要注意标准的时效性，比较现行标准和被替代标准、强制性标准和推荐性标准等的区别，根据检索需求选择相应标准文件使用。

标准文件具有产业技术的权威指导性，标准号是标准文件的唯一标识，使用中注意引用文献内容、文献来源等的规范性，尽量引用标准文件原文。

2. 中医药标准文献的特殊检索技巧

狭义的中医药标准文献总量比较少，因此可以直接浏览中医药标准目录并选择相应的文件，浏览法是一种比较适合中医药标准文献检索的个性化检索技巧。在需要检索中医药标准文件时，首先确定检索需求的范围，如使用范围、内容、成熟程度或法规性后浏览并选择中医药标准文件即可。

其次，在检索字段上可优先选择全文字段检索，方便定位技术细节的标准内容。中医药标准文件总量比较少，使用题名、摘要字段能够检索的信息量偏少，但逐一浏览全文人工查找技术细节也比较困难，因此选择全文字段输入检索词检索是比较合适的方法。

最后，在广义中医药标准文献检索中，可将文献源扩展到相关行业标准文献中去检索，即扩展检索在标准文献检索中是相对比较重要的检索技巧。

四、中医药法律文献检索

（一）中医药法律文献概述

法律文献信息是一切有关法和法学文化知识的总和，是指导法律实践与法律研究活动的依据。按出版类型可分为法律图书、法律期刊、法律报纸、政府法律出版物、法律档案、法律会议文献、法律学位论文等。中医药法律文献是中医药领域开展科研、工作的行为准绳，对中医药法律文献进行检索、学习、研究是建立中医药信息素养的重要途径。中医药法律文献也是规范医患关系、开展中医药知识产权保护的国家最高指导依据和基本工具。其文献一般包含法律、行政法规、部门规章、规范性文件等。中医药法律主要有《中华人民共和国中医药法》《中华人民共和国药品管理法》等。中医药行政法规有《中药品种保护条例》《医疗用毒性药品管理办法》《野生药材资源保护管理条例》等。中医药部门规章及规范性文件有《中药标准管理专门规定》《中医药专业技术人员师承教育管理办法》《关于促进数字中医药发展的若干意见》《中医诊所备案管理暂行办法》《中药材生产质量管理规范》等，也可以参照《国家中医药管理局关于公布现行有效和决定废止的行政规范性文件目录的通告》（国中医药通〔2024〕1号）查询相关内容。

（二）常用的中医药法律文献资源

1. 北大法宝

北大法宝是一个智能型法律信息一站式检索平台。其包括"法律法规""司法案例""法学期刊""专题参考""英文译本"和"法宝视频"等功能，全面涵盖各种类型法律信息，特色功能有法宝联想功能、检索筛选同步实施功能、法宝之窗功能等，是法律工作者常用的资源平台。

2. 国信法律网

国信法律网汇集了新中国成立以来颁布的全国人大法律、国务院行政法规、最高人民法院、最高人民检察院司法解释、裁判文书、各部门规章、各地地方性法规和地方政府规章，以及我国参与的国际条约和公约等，共计十七万多篇。该系统包含《国家法规数据库》《新法规联机查询》和《律师事务所名录》，系统为收费服务，会员方可下载全文。

3.Lexis. com 法律数据库

Lexis.com 法律数据库内容涉及新闻、法律、政府出版物、商业信息及社会信息等，其中法律法规数据库是特色信息源，在法律业界具有很高的知名度。

4.Westlaw International 法律在线数据库

Westlaw International 是一个法律专业信息平台，目前提供约 3.2 万个即时检索数据源，包含判例法、法律报告、法律法规、法律期刊、法院文档、法律专著，以及法律格式文书范本，覆盖几乎所有的法律学科。除了提供法律信息之外，还提供包括 *New York Times*、*Financial Times*、*Economist* 在内的新闻报道及新闻频道的报道底稿供检索使用。

（三）中医药法律文献的检索技巧

1. 中医药法律文献的一般检索技巧

中医药法律文献的一般检索采用中医药相关检索词组合法律文献检索字段、检索词，根据一般文献检索策略及方法开展检索。

一般检索包括题名、关键词、著者等描述字段，法律时间、卷宗号等数据字段，法律文献数据库提供基本检索、高级检索等检索方式，可选择布尔逻辑、截词检索等检索技术进行检索。法律特有检索字段包含案件类型、案由、审判程序等，英文案例数据库中包括意见（opinion）、法官（judges）、法庭（court）等字段。选择法律专业术语作为检索词，组合中医药专业术语作为检索词，便于实现较好的检索效果。

2. 中医药法律文献的特殊检索技巧

中医药法律文献的特殊检索技巧主要体现在对原始文献的精准性判定、二次法律资源选择的内容客观性、检索结果浏览中对中医药主题深度及相关性的判定等。

首先，法律原始文献资源，也称为"规范性法律资源"，是法律文献检索中不可或缺且极具特色的重要组成部分，对于法律研究与实践具有至关重要的意义。内容包含各类法律、行政法规、行政规章、法律解释等，在普通法系国家还包括司法判例和决定。此类资源具有法律效力，具有规范性，具有比一般文献更大的权威性。对此类文献的检索一定要精准无误。

其次，二次法律资源，也称为"非规范性法律资源"，其不具有法律效力，主要作为研究和学习使用。其内容包含所有解释、研究、探讨和评论法律的文献，开放信息包含法学评论、法律和判例解释或释义等。此类资源更为丰富，可在互联网上直接搜索，选择客观正确的结果使用。

最后，法律文档精准度差异较大，结果浏览是一种必要的检索技巧。特别是在检索需求较偏、结果范围较窄的检索行为中，先浏览大范围的试检索结果后再进行正式检索、采用多角度检索词对比检索结果的相似度等检索方法都值得尝试。

第四章

中医药文献的评价与合理利用

中医药文献是中医药学术成果的核心传播媒介，在中医药科学的发展与交流过程中占据重要地位。随着中医药事业的蓬勃发展，中医药文献数量逐年大幅增加，为了更好地提升中医药文献的利用效能，就需要深入认知并掌握其评价方法、评价指标及评价体系，并熟悉其在科学研究、教育教学及临床实践等多种场景中的实际应用。与此同时，随着中医药科学研究工作的不断深化，中医药学术规范和科研诚信越发重要，深刻理解中医药学术规范的含义、目的、功能，以及学术不端的危害，合理利用中医药文献，对营造积极健康的中医药科研学术环境，推动中医药事业的繁荣发展具有积极意义。

第一节　中医药文献的学术评价

▍一、中医药文献的评价方法

目前对于中医药文献学术水平进行评价的方法主要有三大类：一是定性评价方法，二是定量评价方法，三是将定量和定性相结合的综合评价方法。

（一）定性评价方法

定性评价法是基于评审专家个人知识和经验对评价对象作出主观判断的方法。在学术文献评价活动中，最常用的定性评价方法为同行评议法。同行评议法也称专家评审法，是最早的学术评价方法之一，主要是指由同一研究领域或同一研究方向的专家按照一定的标准和程序对本领域或研究方向内的学术成果进行评价，给出评审意见和看法的评价方法。同行评议法是基于文献内容的评价，目前演变出了通信评议、会议评议、调查评议、网络评议等不同的形式。

同行评议法的主要优势在于同行专家能够综合各方面因素，从专业视角对文献的研究内容、质量作出综合评估。但同行评议法主要依靠专家的主观经验来进行判断，评审专家自身学识、对内容的理解偏差、喜好差异、所处的社会关系网络、学术道德水平及跨学科融合等因素让同行评议法存在一定的不足。此外，评价成本高、评议周期长、专家遴选标准不统一等都制约了同行评议方法的使用。

（二）定量评价方法

定量评价方法也称计量方法，是通过提炼归纳，把复杂的科研活动现象简化为相关数值，并对数值进行统计和比较，进而进行分析判断的方法。在学术文献评价活动中，常用的定量评价方法以文献计量为基础，根据评价范围和指标的不同，可以分为以下几种。

1. 引文分析法

在学科研究过程中，学者在撰写论文时会引用前人发表的有关文献来为自己的论点、论据寻找支撑基础，并将前人的文献以脚注或尾注的方式注明为参考文献，以便说明引用资料的来源与出处，体现真实可靠性，供读者核对。后人如果基于这篇文献开展相关研究，这篇文献又会成为后来发表文献的参考文献，于是文献之间就形成了引用与被引用的关系。基于此，尤金·加菲尔德（Eugene Garfield）于1955年首次提出了将学术文献的引文情况作为评价其学术水平的计量指标，开启了引文分析作为学术文献定量评价重要方法之路。引文分析法是利用各种数学、统计学方法，对文献之间引用与被引用现象和规律，以及由于相互引用而形成的其他联系或规律进行研究的一种文献计量分析方法。

引文分析法是评价学术文献最直接和最常用的方法，该方法主要通过分析文献的外在引文情况来分析判断其学术水平，分析的指标主要包括文献的被引频次、引用的文献类型、参考文献的数量和特征、作者或者期刊的声望、作者之间的合作关系等。

2. 网络信息计量学分析法

随着信息技术和数字出版的发展，以及互联网的普及应用，学术文献的载体形式不再局限于纸质形式，开始向电子化、数字化和网络化发展，网络信息交流日益激增，原有的文献计量指标已经不再适用于度量网络信息资源，网络信息计量学随之而生。网络信息计量学这一概念最早由托马斯·阿尔明德（Tomas Almind）和皮特·英格霍森（Peter Ingwersen）于1997年提出，它是由以引文分析为基础的文献计量学发展而来，综合运用数学、统计学、文献计量学等定量研究方法，结合计算机技术、网络技术，对网络信息的组织、存储、分布、传递、相互引证和开发利用等进行定量描述和统计分析，揭示网络信息的数量特征和内在规律。网络信息计量学将网络看成引文网络，传统的引文由 Web 网页替代，在传统文献计量学的基础上将学术信息分析延展至网络链接分析、网络影响因子、搜索引擎优化、核心网站评选、网络数据挖掘等方面。

3. 替代计量学分析法

以文献引文情况为基础的传统文献计量学存在时滞过长、影响力片面、引用动机难以规范等缺陷，学界一直建议对基于引文分析来评价学术文献保持慎重态度。随着社交网络的普及，越来越多的学者使用网络进行学术交流和追踪，评论、收藏、推送、转发他们认为有价值的学术文献，因此单篇学术文献在社会网络中的使用与科技交流情况在一定程度上也反映学者们对文献的认可程度，基于此，2010 年杰森·普里姆（Jason Priem）联同达里奥·塔拉伯雷利（Dario Taraborelli）等正式提出了"Altmetrics"（Alternative Metrics）概念，国内学者将其译为替代计量学。替代计量学分析法是一种基于社交网络的学术文献评价方法，通过测量学术文献受到的网络关注程度，分析学术论文的学术水平。除了来自引文分析与网络计量学分析的指标外，替代计量学分析法常用的指标还有基于分享和评价量的社交媒体指标、基于阅读量和保存量的文献管理指标等。替代计量学分析法认为，一篇学术文献在社交网络上获得了较高的正面关注，证明此文献拥有较高的学术水平。与引文情况分析、同行评议等传统评价方法相比，替代计量学方法具有公众参与广泛、数据更新实时等特点。

　　虽然定量评价方法以学术文献可量化的特征数值为统计对象，依据一定的标准进行统计分析，较为客观，可操作性强，但由于其不是直接针对学术文献内容进行评价，统计的数值也需要在文献发表一段时间后才能获取，存在滞后性，且针对文献的引用行为存在很多难以规范的不良动机，因此，仍不能单纯地以量的统计代表对学术文献的全面评价，即定量评价方法并不能取代同行评议。

（三）综合评价法

　　定量评价方法和定性评价方法在评价主体、指标等方面存在差异，很多学者认为，以引文情况为基础的定量评价方法片面强调数量，评价指标过于单一，评价绝对化且缺乏针对性，而以同行评议为主的定性评价方法易受评价专家主观因素的影响，评价的公正性很容易受到质疑，因此综合评价法顺势而生。综合评价法将定量评价方法与定性评价方法相结合对学术文献进行评价，同行评议充分发挥专家的优势、特长和主观能动性，引文情况分析方法则为专家评议的主观判断提供客观的数据和参考，两种方法取长补短，可以使学术文献的评价结果更加准确、可靠。

二、中医药文献的评价指标

　　中医药文献是具有多层属性的复杂组合体，从不同角度出发可以析出不同的评价指标。下面从文献的内容属性、外在属性和传播影响力方面来介绍中医药文献学术水平的相关评价指标。

（一）文献内容属性评价指标

　　内容质量是决定中医药文献学术水平的主要因素，对文献的内容进行评价也符合科研应用的实际需求。对中医药文献的内容进行评价主要从以下几个方面展开。

1. 文献的创新性

创新性是衡量中医药学术文献价值的重要指标。文献的创新性可以是具有开创性、突破性的崭新成果，也可以是在已有研究的基础上作出的进一步补充性、完善性的改进成果。中医药文献是否具有创新性，可以从以下几个维度来进行判断。

（1）文献提出的观点是否具有创新性，即文献是否提出了他人不曾提出的观点。

（2）文献的学术理论是否具有创新性，即否发现了新的现象和揭示了新的规律，或是开创了新的理论和方法。

（3）文献的视角或方法是否具有创新性，即提出与前人不同的崭新视角或者方法，或对现有的方法进行了改进，或利用其他领域的方法解决本领域中存在的问题。

（4）文献的研究结果是否具有创新性，即文献在已有研究的基础上获得了不同的结果，得出了不同的结论，结果创新往往伴随着理论创新、方法创新而出现。

2. 文献的科学性

科学性是对中医药文献最基本的要求，要求作者必须从客观实际出发，采用可靠的资料和研究方法，经过严密的逻辑推理进行论证，得出具有说服力、经得起推敲和验证的结论。中医药文献是否具有科学性，可以从以下几个维度进行判断。

（1）文献的论点是否具有科学性，即文献涉及的论点是否有依据，依据是否可靠，是否正确反映客观事物的本质和规律，论点表述是否准确。

（2）文献的论据是否具有科学性，即文献是否尽可能多地占有资料和数据，这些资料和数据是否精确可靠。

（3）文献的论证是否具有科学性，即文献是否经过周密、合理设计，使用科学方法，进行严密而富有逻辑性的科学论证，论证的过程需具有可重复性。

（4）文献的结论是否具有科学性，即文献是否得出可靠、完整、严谨、确凿且符合客观事物本质和规律的结论。

3. 文献的实用性

实用性是衡量文献价值的重要指标之一，具有较高水平的中医药文献需要对解决理论和实践中的实际问题作出贡献。中医药文献是否具有实用性，可以从以下几个维度来进行判断。

（1）文献研究的问题与现实问题是否具有关联性，即文献中所论述的问题是否来自学科研究和工作实践，是否反映了现实世界问题的痛点。

（2）文献的研究方法是否具有实用性，即文献所采用的研究方法是否实用且可操作，能否在实际中得以有效应用。

（3）文献研究成果是否具有推广性，即文献的研究成果能否在不同情境中应用并产生正向作用。文献提出的解决方案或建议是否具有实际实施可行性，能否指导实践。

（4）文献成果是否具有决策支持性，即文献是否能为决策制定提供强有力的支持，对于政策制定、管理决策等是否具有实际指导作用。

4. 文献的真实性

真实性是对学术文献最基本的要求，文献的真实性不仅对学术界的信誉和发展至关重要，而且会对社会进步、决策制定和科学发展产生深远影响。中医药文献是否具有真实性，可以从以下几个维度进行判断。

（1）文献的数据来源和质量是否具有可靠性，即文献应清楚地描述数据收集的方法和来源，可以通过查看收集方法的科学性和了解数据来源的可靠性和来源机构的声誉来判断数据的质量和真实性。

（2）文献的方法论是否具有可靠性，即文献应当明确描述研究方法，包括实验设计、样本选择、调查方法等。可靠的方法论有助于其他研究者验证研究的可重复性，从而验证其真实性。

（3）文献综述和背景是否具有准确性，即文献的文献综述和背景部分应该对前期研究有准确的理解，作者对相关文献的引用和解释应当准确恰当，不应存在虚假或误导性的信息。

（4）实证研究结果是否具有一致性，即文献中提出的实证研究结果应与研究问题、假设和方法一致，存在一致性的实证结果有助于确保研究的稳健性和真实性。

（5）文献是否符合研究伦理，即文献应明确遵循研究伦理准则，包括对受试者的保护、数据处理的透明性等，缺乏研究伦理的文献可能被视为缺乏真实性。

5. 文献的规范性

规范性是中医药文献区别于文学创作的一个重要特点，要求中医药文献的语言文字和表述形式等遵循一定的规则和标准。中医药文献是否具有规范性，可以从以下几个维度来进行判断。

（1）文献的文字表达是否具有规范性，即文献的表达是否文字简洁、语言精练、行文流畅严谨。

（2）文献的用词是否具有规范性，即文献的用词是否规范，名词术语、符号标识、数字公式、图片表格等都要表达准确，并符合相关表述标准或科学界惯用的表达习惯。

（3）文献的结构是否完整，一篇标准的中医药文献应该包括题名、作者、机构、摘要、关键词、引言、研究方法与材料、研究过程、研究结果、研究结论、参考文献等组成部分。判断文献结构是否完整就需要对这些标准化组成部分进行核对。

（4）文献的论证表述是否具有规范性，即文献的论证表述是否符合科学语言论证表达习惯，学术文献的表述应该严谨、科学，清晰易读，具有学术性，切忌口语化，避免用繁琐冗长的形容词和不必要的虚词。

（二）文献外在属性评价指标

中医药文献具有作者、刊载期刊、引文情况、出版单位、支持基金、出版时间等区别于文献内容而存在的外在属性。这些属性虽然不直接决定中医药文献的学术水平，但却是是学者们评价中医药文献时考虑的客观因素，可以为评价提供间接的参考依据。

1. 作者声望

中医药文献的作者一般包括个人作者、集体作者和机构作者。一般认为，学科领域内具有较高知名度的专家、学者、团队或机构所撰写的文献在质量和水平上比较有保障，我们可以通过了解作者的所属单位、学位水平、科研经历、科研职称、相关学术成果，以及专业成就、学术素养等来推测文献内容的质量和水平。在作者声望的量化评价上，可选用的指标有作者发文量、被引量、H指数和作者合作度等。

2. 期刊声望

由于刊载文献的学术水平是决定期刊声望最重要的因素，因此声望高的期刊会对刊载文献的学术水平进行严格的筛选和把控，这也就决定了期刊的声望与文献的学术水平之间存在着正向联系。加菲尔德于1972年提出了影响因子的概念，其至今仍被国际社会广泛应用于期刊声望的衡量与评价。在同一学科领域内，期刊影响因子越大，则其声望越高，理论上认为其刊载的学术论文具有更高的学术水平。随着文献计量学的不断发展和完善，为了更加全面、准确、客观地衡量期刊的声望，国内外陆续涌现出将影响因子等量化指标与定性评价相结合来评价期刊的体系。其中，具有代表性的有《中文核心期刊要目总览》、中文社会科学引文索引（Chinese social sciences citation index，CSSCI）、中医药科技期刊分级目录、中国科技核心期刊、科学引文索引（SCI）及社会科学引文索引（SSCI）等。期刊是否被某一评价体系所收录，已经演变为评价其声望高低的重要尺度，这一尺度在学者们进行文献选择时发挥着举足轻重的作用。

3. 引文情况

一篇中医药文献引用参考文献的数量和质量也可以成为评价文献学术水平时考虑的重要因素。中医药文献引用参考文献的数量和质量可以反映文献对其他成果的参考、借鉴和吸收情况，在一定程度上代表文献的研究深度和广度，证明研究的基础和可靠性。一般认为，一篇学术文献引用的文献范围广、数量多、内容新颖时，表明作者掌握着最新的学术成果和动态，对研究内容有充分的了解，这篇文献学术水平较高的概率就会很大。

4. 文献出版单位

不同的文献出版单位拥有不同的声誉和审稿制度，因此文献的出版单位也是评估文献学术水平的重要指标之一。知名的文献出版单位通常拥有严格的文献评审发表流程，在选择和审查稿件时往往注重研究方法、数据的可信度及论文对学术领域的贡献，保证了研究的可靠性和学术价值。在学术研究活动中，学者和读者也普遍倾向于信任那些由知名出版单位发布的文献。一般来说，专业领域内知名出版社、学协会等学术团体及知名大学创办的出版单位出版的文献质量较高，如中华医学会系列期刊等。

5. 基金资助情况

基金资助情况指文献是否属于科研基金项目的产出成果。科研基金项目一般都要经过严格的同行评议，对研究的创新性、科学意义、可行性、预期成果等要素进行评估，评审通过后方可立项。作为科研基金项目产出的文献在一定程度上也会继承科研基金项目的科学意义和创新性，因此文献是否被科研基金项目支持、被何种级别的基金项目支持，可以从一个侧面反映文献的学术水平。

6. 文献出版时间

文献的出版时间是评估文献学术水平时应考虑的重要因素之一。随着时间的推移，学术领域的知识和理论不断演变，新的研究方法、观点和成果不断涌现，因此，较新的文献更有可能反映当前学术领域的最新进展和研究趋势，尤其是在快速发展的领域，较新的文献往往更具权威性和实用性，具有较强的学术价值。

然而，并非所有研究都会立即见效或过时，在一些学科领域，历史文献可能仍然具有价值，尤其是对于理论基础和经典观点的理解。因此，在评估文献学术水平时，需结合研究目的和领域特点进行综合考虑和衡量。

在对文献外在属性评价指标进行应用时需要注意：在实际科研活动中，知名的专家、专业的科研机构也有可能会产出低质量的中医药文献，高影响因子的期刊上也会存在低质量的文献，引用参考文献很全面、有高级别科研基金支持的文献也有可能价值不高，最新出版的文献也有可能会不知所云，因此在利用文献外在属性评价中医药文献时不能过于绝对，不能过于盲从，应更注重文献的内容本身。

（三）文献影响力指标

中医药文献的影响力是指文献发表进入学术交流体系后产生的影响。这种影响具体表现为文献被广泛传播、深度扩散、频繁学习及引用的情况，其代表性的评价指标有论文的下载量、被引量、阅读量和转载量等。

三、中医药文献的评价体系

中医药文献评价是借助文献评价体系对中医药期刊论文、学位论文、图书等文献的内容质量、学术水平、创新性等进行分析与判定的活动。在不同类型的中医药文献中，学术期刊反映着中医药学术发展的前沿，也是科研工作者获取前沿信息的最主要途径，因此，本书讨论的中医药文献评价以对学术期刊论文的评价为主。目前，国内外已有不少机构构建起了期刊评价体系，某些高质量的检索工具也有严格的遴选标准，以保证收录期刊的学术水平。

（一）国内中医药文献的评价体系

国内目前常见的中医药文献评价体系包括《中文核心期刊要目总览》、中医药中文科技期刊分级目录、中国科学引文数据库（Chinese science citation database，CSCD）、中国科技论文统计源期刊。

1.《中文核心期刊要目总览》

《中文核心期刊要目总览》简称"北大核心"，是由北京大学图书馆及北京十几所高校图书馆众多期刊工作者及相关单位专家参加的中文核心期刊评价研究项目成果。它通过定性和定量相结合的分学科评价方法，从我国正式出版的中文期刊中评选出核心期刊，为科研工作者和期刊采购部门提供期刊的阅读、订购参考意见。

该研究成果以纸质图书形式由北京大学出版社出版。1992年出版第一版，2008年以前每4年更新研究和编制出版一次，2008年以后每3年更新研究和编制出版一次，每版都会根据实际情况在研制方法上不断调整和完善。在《中文核心期刊要目总览》中，可以按学科查找相关期刊。《中文核心期刊要目总览》（2023版）中收录的"中国医学"期刊如表4-1所示。

表4-1 《中文核心期刊要目总览》（2023版）中收录的"中国医学"期刊

排序	中文刊名	排序	中文刊名
1	中国中药杂志	11	北京中医药大学学报
2	中草药	12	中药新药与临床药理
3	中国实验方剂学杂志	13	中药药理与临床
4	中医杂志	14	中药材
5	针刺研究	15	南京中医药大学学报
6	中华中医药杂志	16	时珍国医国药
7	中国中西医结合杂志	17	天然产物研究与开发
8	中国针灸	18	世界科学技术·中医药现代化
9	中成药	19	世界中医药
10	中华中医药学刊	20	辽宁中医杂志

2. 中医药中文科技期刊分级目录

中医药中文科技期刊分级目录（T1、T2级期刊）是中华中医药学会联合中国中医科学院，为培养出一批世界级的传统医药一流期刊，探索建立符合中医药期刊自身发展规律的标准体系和评价体系，助力人才评价体系改革，引导国内中医药科技工作者将更多优秀成果在我国高质量中医药科技期刊上首发而编制的，是国内首个中医药科技期刊目录。

首个中医药科技期刊分级目录（T1、T2级期刊）于2019年发布，该分级目录中的

T1 类期刊是指已经接近或具备本学科领域国际顶级水平的期刊，T2 类期刊是指接近本学科领域国际上知名和非常重要的高水平权威期刊。2023 年度中医药中文科技期刊分级目录 T1 类期刊如表 4-2 所示。

表 4-2　2023 年度中医药中文科技期刊分级目录 T1 类期刊

序号	期刊名称	序号	期刊名称
1	中国实验方剂学杂志	7	中国中药杂志
2	中华中医药杂志	8	中草药
3	中华中医药学刊	9	中国中西医结合杂志
4	中国中医基础医学杂志	10	针刺研究
5	北京中医药大学学报	11	中国针灸
6	中医杂志		

3. 中国科学引文数据库

中国科学引文数据库始建于 1989 年，采用定量和定性相结合的学科评价方法，从我国出版的中英文科技期刊中评选出核心期刊和优秀期刊，旨在传播我国优秀的科研成果，服务广大科研工作者，这些被收录的期刊被称为中国科学引文数据库来源期刊。

中国科学引文数据库来源期刊每两年更新一次，涵盖学科领域包括医药卫生、数学、天文学、物理、化学、农林科学、工程技术、环境科学等，分为核心库和扩展库，核心库中的期刊为核心期刊，扩展库中的期刊为优秀期刊，2023 ～ 2024 年度入选核心库的中医药期刊有《中草药》《中成药》《中国中药杂志》《中国针灸》等。

4. 中国科技论文统计源期刊

中国科技论文与引文数据库始建于 1987 年，由中国科学技术信息研究所研发，收录了我国各学科在最重要的科技期刊上发表的论文，这些论文的来源期刊被称为"中国科技论文统计源期刊"或"中国科技核心期刊"。中国科技论文统计源期刊采用定量评价和同行评价的方法，选择我国出版的科技期刊中最能反映本学科发展水平的期刊，每年更新一次。2024 年度入选的中医药期刊有《现代中西医结合杂志》《现代中药研究与实践》《针刺研究》《针灸临床杂志》《中草药》《中成药》《中国骨伤》《中国药理学与毒理学杂志》《中国针灸》等。

（二）国外中医药文献的评价体系

国外目前常见的中医药文献评价体系包括科学引文索引（SCI）、科技会议录索引（index to scientific & technical proceedings，ISTP）。

1. 科学引文索引

科学引文索引始建于 1961 年，由美国科学信息研究所创办，是目前自然科学领域最具有全球影响力的引文索引数据库，收录了全世界出版的数学、物理、化学、农学、医学、生命科学、天文学、地理学、环境科学、材料科学、工程技术等学科领域的高水平期刊。它以布拉德福的文献离散定律、加菲尔德的引文分析理论为主要基础，通过对论文的被引频次等进行统计，对学术期刊进行多方面的评价研究。

在科学引文索引的学科分类中，没有专门的中医药学或相似学科分类，中医药的期刊大部分收录在"Integrative & Complementary Medicine"（全科医学与补充医学）中，2023 年入选的中医药期刊有 *Chinese Medicine*、*Planta Medica*、*Journal of Alternative and Complementary Medicine*、*Journal of Traditional Chinese Medicine* 等。

2. 科技会议录索引

科技会议录索引始建于 1978 年，由美国科学信息研究所编辑出版，收录了农学、环境科学、生物化学、分子生物学、医学、物理学等学科领域最新出版的会议文献，包括一般性会议、座谈会、研究会、讨论会、发表会等。

第二节　中医药信息资源的合理利用

▌一、中医药文献资源的应用场景

中医药文献资源蕴含丰富的中医药发展脉络、经典理论、疾病诊疗方法、药物使用经验和临床试验数据等，可为相关科学研究、教育教学和临床实践的开展提供信息基础。

（一）科学研究

1. 研究选题

中医药文献资源是研究者获得资料支撑、挖掘科学问题和创新方向的重要工具。通过广泛的中医药文献资源调研和综述，研究者能够深入了解中医药研究领域的发展脉络与学术观点、研究动态与发展趋势，从而明确中医药研究领域的研究内容和现状，为研究选题的确定提供依据。例如，《黄帝内经》《伤寒杂病论》《本草纲目》等中医经典文献中蕴含的中医基础理论、方剂组方原则和药物功效记录，可为中医药科研选题提供理论支持和灵感来源。此外，通过对中医药文献资源的系统研读和计量分析，研究者能够识别相关研究领域的研究热点、未解决的问题或者需要深入研究的方向，以确定新的研究选题提供指导，避免重复研究。

2. 项目申报

通过查阅中医药文献资源，研究者可以获取中医药研究领域的相关政策支持、项目需求等信息，以确保拟申报课题与资助要求契合。例如，通过梳理国家科技规划中针对中医药产业的重点发展和资助方向，研究者可以选择符合政策导向的研究选题进行申报，以提高申报成功率。在撰写项目申报书时，中医药文献资源也可以为研究背景的完善、科学问题的提出和研究方案的设计提供重要支持。研究者通过综述相关研究文献，为项目提供有力的理论基础，指出需要解决的关键问题，提出明确的研究方向，进而向资助机构展示自己对该项目的深刻理解。此外，中医药文献资源中记录的实验方法和技术手段可为研究方案的制定提供具体指导，文献中包含大量的实践案例，可为课题的可行性评估提供事实支撑，有利于进一步强化申报材料的竞争力。

3. 科技查新

中医药科技查新的完成建立在对中医药文献资源的综合运用之上。要确保中医药科技查新的可靠性和科学性，就需要以中医药文献资源为基础，以中医药文献检索和信息调研为手段，围绕项目科学技术要点，完成相关中医药文献资源的阅读与分析，从中医药文献的角度查询验证其查新点是否具有新颖性，并根据文献给出的线索出具客观、公正的结论，以便为科学研究单位、科研管理部门及相关的评审机构提供鉴证依据。

4. 科技论文写作

中医药文献资源可为相关科技论文的写作提供参考，通过查询并深入研读中医药文献资源，研究者可以学习论文的逻辑框架，了解不同理论观点的差异，不同方法和研究设计在解决研究问题时的适用性、优劣势，便于进行借鉴和引用，从而提高论文的科学性和学术价值。另外，通过研读高水平中医药文献资源，研究者可以学习科技论文的写作语言和技巧，进而提升论文的学术质量。

5. 论文投稿

合理利用中医药文献资源还有助于研究者了解中医药领域期刊的质量、影响因子、受众群体、主题范围等，从而选择合适的目标期刊，优化投稿策略，实现学术成果与思想的快速传播和推广。例如，通过检索针灸领域的文献资源，结合检索工具的可视化计量分析，研究者可以了解刊登针灸相关学术成果的学术期刊状况，通过阅读目标期刊的往期论文，研究者可以了解其对论文结构、内容表达、格式标准等方面的具体要求，确保投稿论文符合期刊规范，帮助研究者更好地规划和执行论文投稿工作，提高论文被录用的可能性。

（二）教育教学

1. 教材编写

教材作为中医药教育的核心载体，需要向学生系统、全面、准确地呈现学科基本理论、临床实践经验等。中医药文献资源可为教材编写提供系统的理论支撑和实践指导，确保教材内容的科学性、系统性和权威性。在构建教材内容时，参考和引用最新的中医药文献资源，融入中医药现代研究成果，可以保证教材内容的持续更新与迭代，紧跟中医药学科的发展动态，确保学生掌握最前沿的知识与技能，扩展学生专业视野。对中医药经典文献的借鉴和参考可以为教材奠定坚实的理论基础，为学生呈现经典中医药思维。对中医药文献资源中的现代临床案例进行运用，展示中医药在相关领域的实际应用，可以增强教材的实用性，帮助学生更直观地理解理论知识与临床应用的联系，有助于提升学生的实践能力和临床思维。

2. 课程设计

课程设计需要基于学科特点与教育目标，合理安排教学内容及其结构。中医药文献资源通过系统记载中医药学科的知识体系、核心概念和研究进展，可为相关课程框架的设计提供科学依据。中医药文献中关于疾病防治和病程发展的规律记录和研究数据，可帮助教师确定教学内容的进度安排，保证教学内容配置契合中医药技能习得规律。参照中医药文献资源中的疗效评估方式，课程中可以设置阶段性反馈与评估环节，以便根据学生知识掌握情况和技能提升效果灵活调整教学进度。同时，文献中记载的名医经典医案和诊疗过程可作为教学案例贯穿课程始终，培养学生临床思维与实际操作能力。此外，参考中医药教育类相关文献，借鉴国内外中医药教育的先进经验，教师可以不断优化教学目标与教学方法，提高课程整体教学质量。

3. 课堂教学

中医药文献资源可为课堂教学提供丰富的教学素材支撑，有利于进一步丰富课堂教学内容。在课堂教学中，中医药文献中的理论知识和实际应用案例可作为教学辅助材料，帮助学生直观地理解中医理论。例如，教师可以利用中医药文献资源中的典型病例、名医医案，开展案例式教学，引导学生分析病情、探讨治疗方法，培养其中医临床思维能力。教师还可以根据课堂教学知识点，实时融合最新研究成果，实现教学内容的及时更新，使学生接触到中医药领域的前沿理论和技术动态。针对中医药文献中记载的理论争议、治疗方法优劣等问题，教师可以组织学生进行小组讨论或班级辩论，鼓励其提出新的见解与假设，培养学生的批判性思维和创新能力。同时，中医药文献中包含大量经过实践验证的数据、图表和实验记录，用作课堂教学补充材料不仅可以深化学生对教授知识的理解，还能提升课堂的学术性与科学性。此外，中医药教育文献中记录有新的教学方法和手段，可供教师借鉴和参考，例如利用多媒体技术和虚拟现实技术，将中医药文献中的药材形态、针灸穴位等以三维模型、动画等形式展现，有助于激发学生的学习兴趣，增强教学的直观性和趣味性。

4. 实验实训

中医药文献资源也可用作实验实训的理论基础来源和实践指导依据。中医药文献中详细记载了中医临床诊断与治疗的实验方法和操作步骤、中药方剂的配伍与药效记录等，可为实验实训的设计和实施提供科学参考。例如，在中药实验实训中，教师可以根据中医药文献中的经典方剂，指导学生进行方剂配伍与煎煮，通过观察药材在煎煮过程中的变化，让学生理解方剂中各药材之间的相互作用及药效的发挥。此外，教师还可鼓励学生根据文献中的理论，设计新的方剂配伍方案，通过实验验证其药效，培养学生的创新思维与实践能力。在实验实训的评估与反馈环节，教师可结合中医药文献中的理论知识与实验数据，对学生的实验操作、方剂配伍及实验结果进行分析与点评，指出其存在的问题与不足，提出改进建议，确保学生在实验实训中不仅掌握基本技能，还能深入理解中医药理论，提升其专业素养。

5. 效果评估

中医药文献资源可为教学评估指标的制定与评估体系的优化提供参考。通过查阅相关文献资源，教师可以全面了解中医药教学方法、适用场景和效果评价数据，为制定评估指标提供理论依据。例如，中医药文献中关于学生对中医药基础理论和临床技能掌握程度的量化评估，能够帮助教师从多个维度科学设置教学效果评估标准。此外，文献中记载的教学反馈与评估方法的典型案例，如基于课堂参与度、学习成果和教学满意度的综合评价模型，可为优化评估体系提供实用参考。

6. 自主学习

中医药文献资源是自主学习的重要材料，可提升学生的知识储备，培养其独立探索与研究的能力。通过检索、研读中医药文献资源，学生可深入学习中医基础理论、临床诊疗经验和研究方法，拓展知识深度与广度。可以认知不同的中医药学术观点，在分析文献时培养独立思考、批判性评估和科学探究的能力。可以习得高质量中医药文献的研究与写作模式，提升科研能力。此外，通过参考中医药文献中的治疗方式和手法，学生可以学习中医治疗的基本技能，如推拿、拔罐、针灸等，并在个人实践中加以运用，促进个人技能水平的提升。

（三）临床实践

1. 疾病诊断

中医药文献资源是中医诊断理论与实践的载体，可为临床医生提供疾病诊断的理论依据、临床经验和科学数据支持。中医药文献资源中详细记载了辨证论治的核心方法，通过查阅和参考相关文献，临床医生可以从整体观念出发，分析患者具体状况，形成全面的诊断思路。此外，中医药文献资源中丰富的病例记录和诊疗经验总结可以帮助临床医生了解不同疾病的临床表现和演变规律，为临床医生提供实践参考的同时，也起到启发诊断思维的作用。例如，通过系统学习中医药文献资源中关于某种疾病的发病机制和特征描述，能够帮助临床医生在疾病诊断实践中快速识别疾病类型，确保诊断的科学性与准确性。

2. 疾病治疗

中医药文献资源系统记载了大量治疗疾病的理论、方法和实践经验，可为临床医生在治疗相关疾病时提供科学依据和具体指导。中医临床治疗注重患者的个体差异，强调辨证论治和综合治疗，治疗决策不仅依赖于医务人员的经验，还需参考中医药文献中的治疗理论与现代医学研究成果，以确保疾病治疗决策的科学性。通过广泛查阅中医药文献资源，尤其是近年来的中医药循证研究成果，临床医生能够掌握丰富的临床数据和案例，为制定科学的治疗方案提供参考依据。例如，中医药文献资源中关于不同证型用药规律的分析及治疗效果的系统评价，能够帮助临床医生精准匹配患者病情与治疗方案。同时，文献中关于病程管理的内容也可以为临床医生优化治疗方案提供科学参考，使临床医生能更准确地调整用药和治疗策略。此外，中医药文献中还记载有针灸、推拿等非药物疾病治疗方法，可为临床医生提供多样化的治疗手段。

3. 疾病康复

中医药文献资源可为疾病康复提供系统的理论指导和技术支持。中医药文献资源中包含大量涉及疾病康复的内容，例如药物调理、针灸理疗、运动养生及饮食调养等，在促进患者功能恢复、缓解疼痛、提高生活质量等方面具有显著疗效。临床医生可以通过查阅文献中的康复案例和康复实施策略，为患者设计科学合理的康复方案。中医药文献中还涉及大量数据和经验支持，可以帮助临床医生评估康复治疗的有效性和科学性，使疾病康复方案更贴近患者需求，实现更高的康复效率。

4. 疾病预防

中医药文献资源可为实现"治未病"目标提供多维支持。中医药文献资源中包含大量饮食起居、情志调节、运动锻炼、季节性防护等方面的养生原则与方法，可为个体和群体的健康管理提供科学指导。通过系统查阅中医药文献资源，临床医生可以掌握预防常见病和流行病的具体方法，参照中医药预防实践案例，设计科学合理的疾病预防方案，帮助个体和群体增强体质、提高免疫力，预防疾病的发生。此外，中医药文献中关于疾病流行规律和防控策略的记录也可以为疾病预防提供直接参考。通过分析文献数据，临床医生可以更准确地预测疾病的高发期和高风险人群，从而制定针对性的预防策略，避免患病情况的发生。

5. 药物研发

中医药文献资源在新药筛选、配伍优化和疗效验证等方面都能起到重要作用。中医药文献资源系统记录了各类药物的性味归经、功效特点、临床应用及使用禁忌等，这些内容可为药物研发提供依据。通过研读中医药文献，研究者可以从中筛选具有潜在价值的药材，进行深入开发与研究。中医药文献资源中还记载了大量经典的药物配伍经验和实践案例，可为相关药物的研发和优化提供事实来源。例如，通过分析中医药文献中的相关方剂组成和作用原理，再结合现代生物医学技术，研究者能够开发出具有更高安全性和疗效的药物。此外，文献资源中关于药物应用的疗效数据和不良反应记录，也能为新药研发中的安全性评价提供科学依据。

二、中医药学术规范与学术不端

(一) 中医药学术规范的界定

中医药学术规范是指在中医药学相关领域的学术研究、学术写作、教学等活动中中医药学者及工作者要遵守的各种准则和要求。它是中医药学界长期演进过程中的经验总结和概括，规范和约束着中医药学者的学术行为。中医药学术规范主要包括中医药学研究基本规范、研究程序规范、研究方法规范、学术成果呈现规范、引文规范等内容。

近年来，国家越来越重视学术规范，2010 年教育部科学技术委员会学风建设委员会编写了《高等学校科学技术学术规范指南》，规定了科技工作者应遵守的学术规范、学术规范中的相关规定、学术不端行为的界定等内容。2013 年教育部出台文件《学位论文作假行为处理办法》，规范了高校学位论文的管理，严肃处理学位论文的作假行为。各所中医药高校也纷纷根据本校实际情况制定了具体学术规范，比如《北京中医药大学学术道德规范管理办法（试行）》《陕西中医药大学学术道德规范》《山东中医药大学学术道德规范》《成都中医药大学学术道德规范管理办法》等。2019 年国家新闻出版署发布了《学术出版规范 期刊学术不端行为界定》（CY/T174—2019），界定了学术期刊论文作者、审稿专家、编辑者可能涉及的学术不端行为，规范了学术期刊论文的出版。这些都对我国中医药学术风气、科研人员学术道德的提升起到积极作用。

(二) 中医药学术规范的目的

1. 营造良好的学术氛围

学术规范作为学术研究的具体规则和章程，是学术健康发展的底线。遵守中医药学术规范，可以遏制学术腐败、学术不端、学术失范现象，改善学术环境，提升学者的精神品格，形成良好的学术氛围，保障中医药学术研究的健康发展。

2. 增强学术交流

学术交流不仅能激发中医药学者的创新思维，促进学术研究的发展，还能拓展合作研究的渠道，提升学术影响力。常见的学术交流除了学术会议、学术访问之外，还有学术成果的发表。国内和中医药有关的学术期刊目前有一百多种，每年刊载数千篇中医药论文，是中医药学术成果传播交流的重要载体。科学的学术规范对提高学术交流的质量有着重要意义。

3. 推动学术传承

中医药是我国古代科学的瑰宝，是中华民族的伟大创造。中医药之所以能发展至今、生生不息，离不开一代代中医药学者"站在前人肩膀上"的传承。传承不是照搬照抄，而是对前人研究成果的继承和革新。中医药学术规范在规范和约束中医药学者的学术行为、形成良好的中医药学术氛围、推动学术传承等方面提供保障。

4. 提高学者的研究水平

在中医药研究中强调学术规范，意味着中医药学者在做科研时要做到选题精、要求严、成果真，在论题选择、资料收集、成果撰写等方面也要受到学术道德规范的管理和约束，只有这样才能产出具有创新性的学术成果，在理论与实践上做到科学严谨，推动中医药学科的发展。

5. 促进学术创新

从中医药的发展来看，每次中医药学出现质的飞跃都来自中医药理论的创新，比如金元时期中医学突飞猛进，源自当时的医家在继承前人成果的基础上创新学术观点，推动中医基础理论的完善。中医药学术规范为学术创新提供了科学的基础，让学术创新有章可循，引领学术创新在前人学术建树的基础上继续发展。

6. 增加中医药学科的国际认同

任何一个学科学术想要发展，都需要参与国际交流。随着信息技术的发展、检测手段的进步，越来越多的学术不端、学术失范等案例被发现，严重影响了中医药学的学术声誉。学术规范在约束学者学术行为，减少学术不端、学术失范现象上具有重要作用。因此，只有制定严格的学术规范并坚决落实，才能做出有国际影响力的研究成果，从而提升国际学术界对中医药学科的认同。

（三）学术不端的界定及危害

1. 学术不端的界定

学术不端是指学术界的弄虚作假、行为不良或者失范的风气，或者指某些人在学术上剽窃他人的研究成果，败坏学术风气，阻碍学术进步，违背科学精神和道德，抛弃科学实验数据的真实诚信原则，给科学和教育事业带来严重的负面影响，极大损害学术形象的丑恶现象。《学术出版规范 期刊学术不端行为界定》将学术期刊论文作者、审稿专家、编辑者的学术不端行为分为剽窃、伪造、篡改、不当署名、一稿多投、重复发表等几种类型。

2. 学术不端的危害

（1）浪费学术资源 在学术研究过程中，某些学者剽窃、侵吞、篡改他人学术研究成果，一稿多投，重复发表等现象时有发生。这些弄虚作假、缺乏创造性的行为，会产生许多学术垃圾和学术泡沫，降低其他学者参与学术研究的热情，严重浪费学术资源。

（2）扼杀学术创新性 创新是学术的生命力，没有创新，学术只会原地踏步。通过剽窃、伪造、篡改等产生学术"成果"的不端行为，会造成学术界的"劣币驱逐良币"现象，致使真正的学术精品创造受到排挤。长此以往，这种低成本、低付出的学术不端行为必将瓦解学术队伍，消磨学者的学术热情，对我国学术界的学术创新性产生毁灭性影响。

（3）**降低学术界的社会公信力**　学术的意义是求真，探求真理本来应该是每个学者的崇高职责，诚实也应该是治学最基本的态度。正是基于此，学者才被公众敬仰。如果学者突破学术规范底线，参与或纵容学术不端行为，就会破坏学术界在公众心中的整体形象，使得公众对学者和学术界产生信任危机，降低学术界的社会公信力。

（4）**耽误人才的培养**　立德树人是教育的根本任务，青少年正处于世界观、人生观、价值观形成的阶段，这时就需要有品德修养高尚的教师为其引路。如果教师的品德修养不高、学术行为不端，那将会对学生产生错误的示范。如果学生长期处于这样的环境中，潜移默化地接受了教师的行为，将会对学生未来的学术生涯造成严重的负面影响和不良后果。

第五章

中医药文献管理与知识积累

中医药文献涵盖了古代的古籍文献、现代的研究成果及临床经验的总结，在技术飞速发展的时代，中医药领域的文献数量呈现爆发式增长。有效的中医药文献管理在当代至关重要，其有助于中医药研究者快速获取所需文献，节省大量时间和精力。知识积累在中医药学术研究中亦有不可忽视的重要性，通过系统地积累和梳理中医药文献中的知识，研究者能够深入理解前人的治疗思路与用药经验，避免不必要的重复探索，从而在前人的基础上实现理论创新和实践突破。同时，这有助于构建和完善中医药学的知识体系，提升中医药研究者的专业素养和综合能力。在知识爆炸的时代，中医药文献管理与知识积累对于推动中医药科技进步具有重要意义。

第一节　中医药文献管理

一、文献管理概述

文献管理是对学术研究中涉及的文献进行系统化、有序化的管理过程。它包括对文献的检索、收集、整理、分类、存储、利用等环节。中医药文献有其自身的特点。第一，中医药文献数量庞大，时间跨度大，回溯时间长，不仅包含现代科技文献，还包含古籍文献。第二，中医古籍文献相对分散，除专门医籍外，还分布于历代史书、方志、道家、农学等古籍中。第三，中医药古籍文献载体多样，包含纸质载体、甲骨、金石、简牍、缣帛等载体形式。第四，中医药文献不同版本之间，文献信息可能存在不同。第五，中医药名词在长期发展中，其内涵、术语亦不断发展变化，如"中风"曾称"仆击"，"感冒"曾称"寒热"等。第六，古籍中通假字、异体字、避讳字等，这都造成中医药古籍文献检索、整理及利用的困难。因此，有效地管理中医药文献尤为重要。

中医药文献管理方式主要分为个人文献管理与文献管理软件文献管理。

（一）个人文献管理

个人购买的中医药古代典籍文献，可以按照"经、史、子、集"四部分类法中"子部－医家类"的分类对古籍进行分类管理（表5-1）。对于摘录文献的管理，传统的个人文献管理方法主要包括做笔记、写卡片、复印等，可以根据摘录的中医药文献的主题分类管理，如清热药、补益药等进行管理，并详细著录出摘录文献的出处。但随着信息技术的发展，目前主要使用文字处理软件进行中医药文献信息处理。用户在获取文献后，首先将文献分类存储，在阅读文献时，将文献中有价值的内容复制到文字处理软件中，并标注文献出处的方式进行管理。这种管理方式简单易操作，但仅适用于文献量少时使用，若文献量大，极易造成混乱，且不利于查找。

表 5-1　古代医学文献的分类

部	类	属	四级
子部	医家类	类编之属	
		医经之属	内经
			难经
		医理之属	阴阳五行、五运六气
			藏象骨度
			病源病机
			综合
		伤寒金匮之属	伤寒论
			金匮要略
			综合
		诊法之属	脉经脉诀
			历代脉学
			其他诊法
		针灸之属	经络腧穴
			针法及灸法
			通论
		推拿按摩外治之属	
		祝由之属	
		本草之属	神农本草经
			历代综合本草
			本草药性
			食疗本草
			本草杂著

（续）

部	类	属	四级
子部	医家类	方书之属	历代方书
			单方验方
			成方药目
		温病之属	瘟疫
			痧症
			疟痢
			其他温疫病证
		内科之属	中风
			虚劳
			其他内科病证
		妇科之属	产科
			广嗣
			通论
		儿科之属	痘疹
			惊风
			通论
		外科之属	外科方
			痈疽、疔疮
			疯症、霉疮
			其他外科病证
			通论
		伤科之属	
		眼科之属	
		喉科口齿之属	白喉
			喉痧
			通论
		医案之属	
		医话医论之属	
		养生之属	导引、气功
		综合之属	通论
			合刻、合抄
			杂著

来源：《全国古籍普查平台用户手册 V1.0》。

（二）文献管理软件

文献管理软件是用于管理、记录文献的一类软件。随着信息技术的发展，文献管理软件应运而生，大大提高了科研工作者的工作效率。其基本功能包括建立个人文献数据库、汇集管理文献信息、支持网络全文链接或本地附件链接、支持文献批量导入或者导出、支持论文写作时参考文献的插入、按期刊要求转换论文格式等。

目前，国内外文献管理软件有 EndNote、Reference Manager、NoteExpress、NoteFirst、知网研学等，这些文献管理软件都可用于中外文中医药文献管理。本章将以 EndNote 和 NoteExpress 两种常用的文献管理软件为例进行说明。

▌二、常用文献管理软件

（一）EndNote

EndNote 是科睿唯安公司开发的文献管理系统，有网络版和单机版两种。EndNote 连接上千个数据库，可通过检索将文献导入存储在 EndNote 中，支持建立个人数据库，在个人数据库里进行分组、检索、查重、添加、标注等系列操作。EndNote 快捷工具可以嵌入 Word 中，提供上千种参考文献格式，作者可以方便快捷地插入参考文献。

下面以单机版 EndNote20 为例，介绍其使用方法。

1.EndNote 菜单介绍

"File"：包括新建数据库、打开已有的数据库、打开网络共享数据库、保存数据库、分享数据库、关闭当前数据库、题录数据的导入与导出等功能。

"Edit"：包括删除、复制、粘贴、清除等功能。

"References"：包括对题录的新建、编辑、删除和其他各种管理功能。

"Groups"：包括新建、重命名、编辑、删除群组和新建智能群组、隐藏／显示群组栏等功能。

"Library"：包括查找、查重、打开作者条目、当前数据库概况等。

"Tools"：包括设置参考文献输出格式、在指定位置插入文献、在线搜索等。

"Window" 和 "Help" 分别是视图和帮助菜单项。

EndNote 界面，见图 5-1。

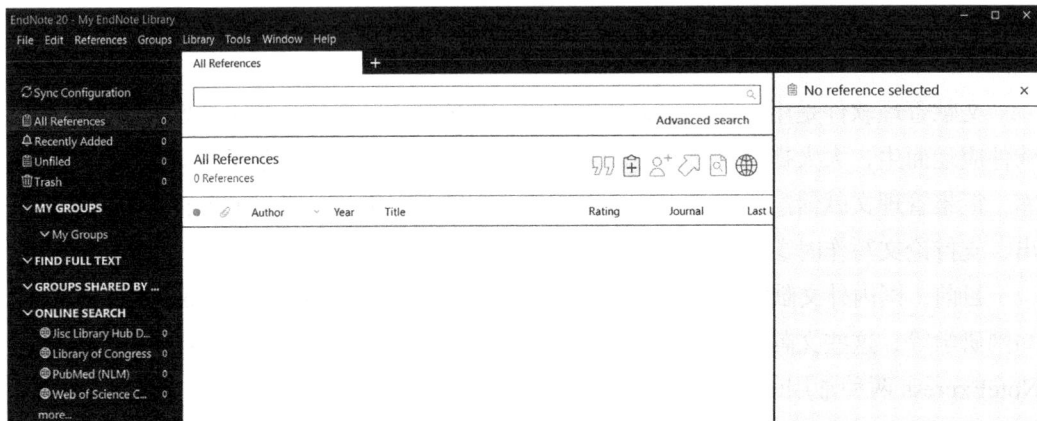

图 5-1　EndNote 界面

2. 建立文献数据库

（1）**建立个人数据库**　打开 EndNote，在左上角"File"菜单中点击"New"，在弹出的对话框中输入新建数据库的名称，选择保存路径，即可新建后缀名为".enl"的个人数据库，用于存放相应的文献。如建立中医儿科哮喘文献数据库，输入"中医儿科哮喘"，即可建立。

（2）**导入文献题录信息**　目前大部分数据库均支持检索结果导出为 EndNote 格式，如 Web of Science、ScienceDirect、中国知网、万方等。用户先在某个数据库中检索，选中数据，导出格式选择"EndNote"或"EndNote Desktop"。打开 EndNote 软件，在"File"菜单中点击"Import"，选择需要导入的文件，即可实现导入。若从 Web of Science 中导出，为保证文献题录信息较全，方便后续进行相关分析，可在导出格式时在"记录内容"下拉菜单中选择"全记录"，系统将导出 savedrecs.ciw 文件，打开 EndNote，点击 savedrecs.ciw，即可实现导入。

注意：Web of Science 最多支持 1000 条数据导出。此外，有些数据库导出的文件格式为以 .ris 为后缀名的文件，此文件可在 EndNote 打开时，点击 .ris 文件即实现导入，也可在 EndNote 界面点击左上角菜单"File"，选择 Import，在对话框中选择 Import Options，选择"Reference Manager（RIS）"，点击对话框下方的"Import"实现导入。

（3）**输入文献题录信息**　如果需要管理的文献无电子题录信息，可以手工添加题录信息，添加的文献类型有图书、期刊、图片等四十余种。如摘录明万历三十一年刻本《本草纲目》中第十二卷五十六页的苍术的主治功效，在"References"菜单中点击"New References"，在跳出的对话框中"References Type"选择"Book"，在"Author"中输入（明）李时珍撰，"Year"中输入"明万历三十一年"，在"Title"栏输入"本草纲目五十二卷附图二卷"，在"Number of Volumes"栏输入"十二卷"，在"Number of Pages"栏输入"五十六"，在"Abstract"中输入原文，"Notes"中可以添加笔记，"File Attachment"可以添加原文附件，点击"Save"即可，如图 5-2。

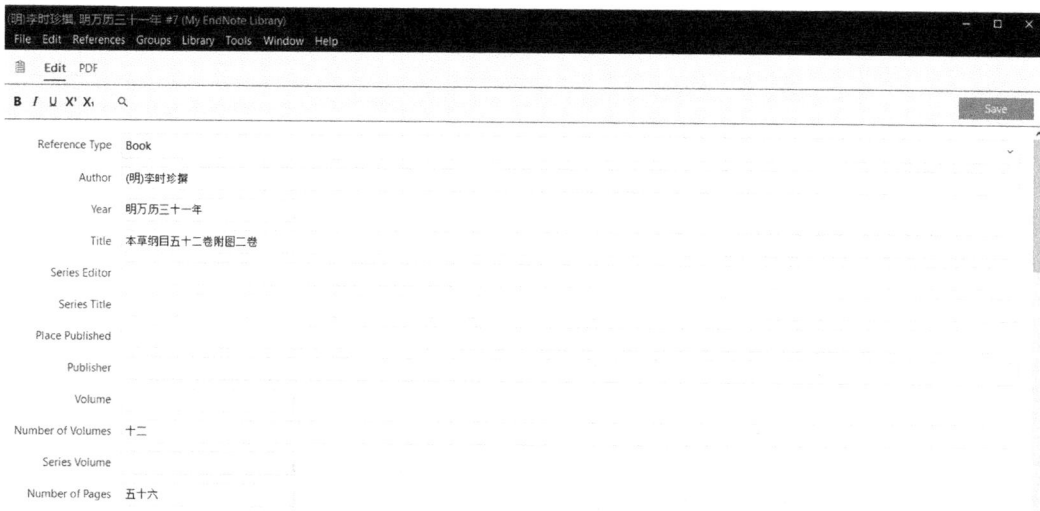

图 5-2　输入文献题录信息界面

（4）导入 PDF 全文　EndNote 支持单篇文献 PDF 文件导入及含多篇 PDF 文献文件夹导入。单篇 PDF 文件导入及含多篇 PDF 文献文件夹导入的方法："File"菜单栏下选"Import"，在弹出的对话框中选择需导入的 PDF 文件或 PDF 文件夹，在"Import Option"下拉菜单中选择"PDF File or Folder"，点击"Import"即可完成单篇 PDF 文件或含多篇 PDF 文献的文件夹导入。此外，含多篇 PDF 文献的文件夹导入支持导入时分组，方法为左上角菜单栏"File"下选"Import"，在弹出的对话框中选择需导入的 PDF 文件夹，在"Import Option"下拉菜单中选择"PDF Folder as a Group Set"，此含多篇 PDF 文献的文件夹即可在当前数据库中自动分为一组，该组的名称即为导入的文件夹名称。

注意：在导入 PDF 全文时，有时会出现只显示题名等部分信息导入不完整的情况，这时需要手动补充相关信息，可在显示该篇文章的界面上点击"Edit"，或右击该篇文献，选择"Edit References"即可手动添加缺失字段，比如作者、出版年、出版社、DOI、ISSN、关键词、摘要等 40 多个字段。

（5）在线检索导入　EndNote 支持在线检索导入，在软件界面右栏点击"ONLINE SEARCH"，选择拟检索的数据库，即可在显示的检索界面进行搜索，检索结果默认显示 25 条，可以根据需要选择显示检索结果数量。对拟添加到当前个人数据库的文献，可在选中该文献后，点击页面的"⊕"，即可添加到当前个人数据库中，如图 5-3 所示。

		Author	Year	Title		Rating	Journal
●		Li, Q....	...	Tanshinone IIA regulates CCl(4) induced liver fibrosis in C57BL/6J mice via t...			J Biochem Mol
●		Kand...	...	Lobular distribution of enhanced expression levels of heat shock proteins us...			J Toxicol Patho
●		Slaut...	...	Fucoxanthin Enhances the Antifibrotic Potential of Placenta-derived Mesenc...			Curr Stem Cell
●		Wan...	...	Hepatocellular Brg1 promotes CCl4-induced liver inflammation, ECM accum...			PLoS One
●		Farid,...	...	Melatonin loaded poly(lactic-co-glycolic acid) (PLGA) nanoparticles reduce...			Sci Rep
●		Abub...	...	Correlation between SDF-1alpha, CD34 positive hematopoietic stem cells a...			BMC Gastroen

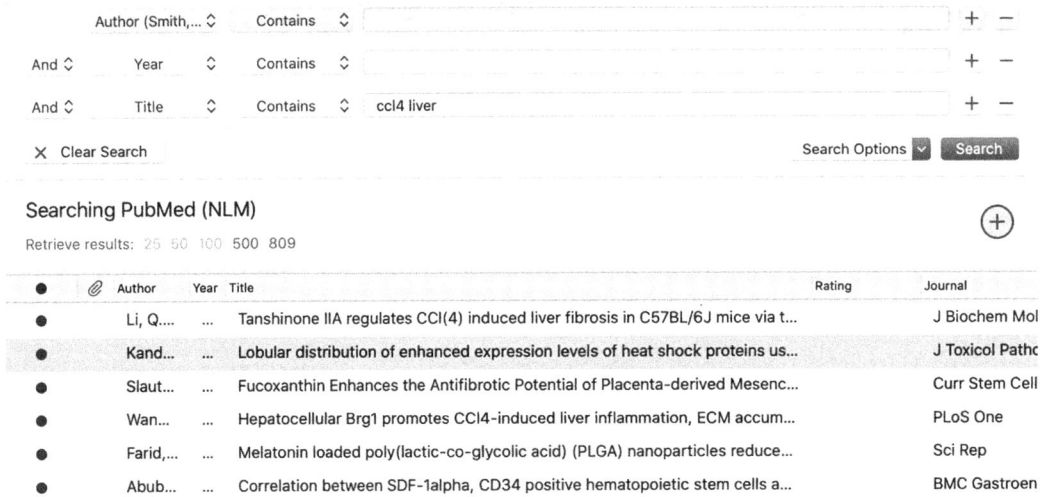

图 5-3　EndNote 在线检索界面

注意：EndNote 在线数据库中部分为付费数据库，对于付费数据库须有访问权限才能实现在线检索。

3. 管理文献数据库

（1）查重　在各种数据库环境中，使用相同的检索条件进行信息检索，重复的记录或题录往往会出现。这些重复题录不仅浪费宝贵的磁盘存储空间，还可能导致用户在查阅信息时遇到不必要的重复内容，增加阅读负担和时间成本，故需要查重功能，帮助用户快速识别并删除重复题录，确保数据库中的信息准确无误且高效利用存储空间。此时可以通过 EndNote 的查重功能去除重复文献，方法为在菜单"Library"中点击"Find Duplicate"，即可查找重复文献。

（2）分组　当文献涉及的方向较多时，可以通过分组功能，将文献分至不同的组中。在"Groups"菜单中点击"Create Groups"即可新建分组，或者点击界面右侧"My Groups"——"Create Groups"新建分组。此外，还可以创建智能分组，从已有组中创建组集、重命名组集、删除组集。

（3）添加附件　对已导入的文献记录添加附件，EndNote 支持添加 PDF、Microsoft Word、Microsoft Excel、图片、音视频等多种附件格式。可采用以下两种方法添加：①选中需要添加附件的文献记录，点击上方菜单栏"References"下的"File Attachments"，选择"Attach File"，再选择附件，即可添加。②在预览窗口界面中点击"Attach File"，选择附件，即可添加。

（4）排序　点击"Author""Year""Title""Rating""Last Updated""Reference Type"等字段，即可实现文献按照相应字段的升序或者降序排列。

（5）分析　EndNote 可以对个人数据库中所有文献的作者、年份、关键词等字段进行分析。通过点击菜单"Edit"中的"Subject Bibliography"，选择字段即可进行分析。

（6）**删除**　右击需删除的文献，在对话框中选择"Move References to Trash"，即可删除文献。

（7）**在线查找全文**　在有权限下载全文的数据库检索时，选择文献记录，点击右键选择"Find Full Text"，即可查找该文献的全文。

（8）**标记**　EndNote 提供已读未读标记和重要性标记。①已读未读标记：可点击文献记录首列的圆点进行标记。导入记录未阅读，默认为黑色圆点，阅读后点击变为白色圆点。②重要性标记：文献记录显示有"Rating"，该功能可对文件记录进行星级标识，显示文献的研究内容与用户研究主题的重要程度，帮助用户筛选文献。

4. 论文写作与投稿匹配

（1）**参考文献样式**　EndNote 提供 6000 多种杂志的参考文献格式，默认安装的参考文献格式有几百种，可在"Word"文档菜单中的"EndNote20"下的"Style"中查看默认的格式，或者在 EndNote 菜单中"Tools"→"OutPut Styles"→"Open Styles Manager"，用户可在默认格式中选择所需的参考文献样式。若无所需样式，可点击"Get More on the Web"，即可在线下载所需参考文献格式。此外，还可以根据用户的需求，编辑参考文献格式。

（2）**插入引文**　引文插入有多种方法：① Word 文档菜单中依次点击"EndNote 20"→"Go to EndNote"，进入 EndNote，点击需要引用的文献，回到 Word，点击"Insert Selected Citation(s)"，即可在光标位置插入选择的参考文献。②在 Word 中，把光标放在需插入参考文献的位置，打开 EndNote，点击需要引用的文献，点击"〟"，即可在 Word 中添加参考文献。若需改参考文献格式，需在"Style"重新选择参考文献格式。

（3）**删除引文**　在 Word 中选中需要删除引文的地方，单击右键"Edit Citation(s)"，选择"More"，点击对应的文献的"⚙∨"，选择"Remove Citation"，点击"OK"按钮即可完成引文的删除。

（4）**去除域代码**　为了在其他电脑上也能正确显示论文，需要去除域代码。方法为：点击 Word 页面中的"EndNote 20"，选择"Tools"旁边的下拉小三角形，选择"Convert to Plain Text"即可。去除域代码时，最好保留含有域代码的文档，以便再次编辑。

（5）**智能匹配投稿期刊**　EndNote 提供期刊匹配功能。Word 中 EndNote20 插件的"Manuscript Matcher"模块，可为用户匹配适合稿件的期刊。

（二）NoteExpress

NoteExpress 是北京爱琴海乐之技术有限公司研发的文献检索与管理系统，提供在线检索、全文导入智能识别更新、格式化文件导入、分类管理电子文献、统计分析、自动参考文献格式等功能，对中文文献较为友好。

本节以 NoteExpress v4.0.0.9746 版本为例进行介绍。

1. 主界面介绍

NoteExpress 包括五个部分：①工具栏，包括主菜单、在线检索、导入全文、查重、数据库、智能更新、下载全文、引用、搜索等功能。②文件夹，包括题录、笔记、智能文件夹、检索、组织、回收站。③标签云，显示当前数据库中标记的标签，点击标签，即可看到相关的文献。④信息列表，显示"文件夹"里选中的模块的题录信息。⑤信息预览，可查看、编辑、预览选中的文献信息、在该数据库中的位置等。NoteExpress 主界面，见图 5-4。

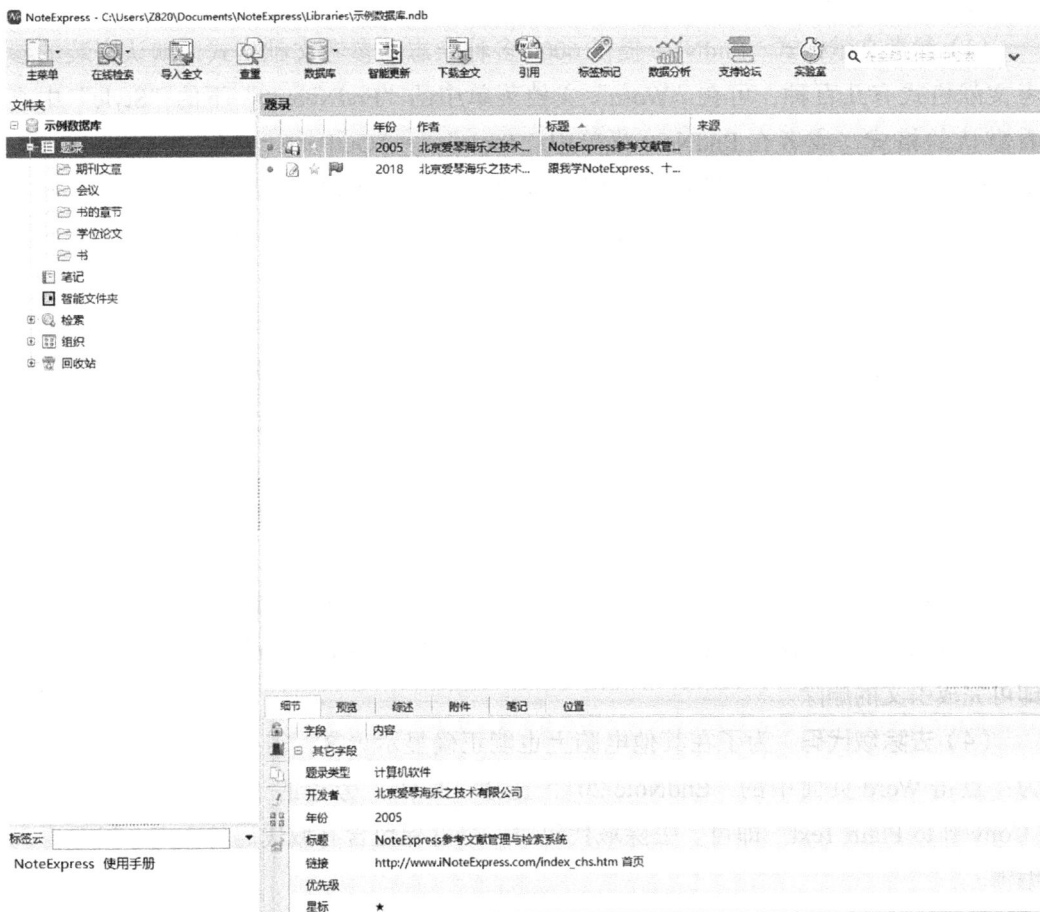

图 5-4　NoteExpress 主界面

2. 建立文献数据库

(1) 导入文献题录信息

在线检索导入：在工具栏中选择在线检索，选择在线数据库，在检索框中输入检索词，即可进行搜索。用户可根据文献的年份、作者、标题、期刊信息，选择是否将文献保存到题录中。

格式化文件导入：从数据库页面导出的固定格式的检索结果。若数据库支持导出 NoteExpress 格式，直接导出文献存在电脑上，点击 NoteExpress- 主菜单 – 文件 – 导入题录，选择需导入的文件，过滤器选择 NoteExpress，即可实现导入。若数据库不支持导出 NoteExpress 格式，可以选择输出格式为 RIS 或 Endnote 格式，导入时过滤器选择相应的 RIS 或 Endnote Import 即可。

手工录入：用于导入个别没有按固定格式导出的题录或者由于其他原因需要手工录入的题录，支持录入期刊文章、图书、艺术品、手稿、未出版作品等二十余种文献类型。方法为：选择新建题录存放的文件夹，在信息列表处右击，选择新建题录，即可进行新建。注意：录入人名时每个名字一行，录入西文人名时，以"姓，名"或"名 姓"的格式录入。例如，录入网络资源明万历二十九年《针灸大成九卷》刻本第九卷中第一阳证中风不语、手足瘫痪者的穴位选取。新建题录对话框中，书名一栏输入"针灸大成九卷"，年份一栏输入"明万历二十九年"，卷一栏输入"第九卷"，简短标题一栏输入"第一阳证中风不语、手足瘫痪者"，摘要一栏输入穴位，在附件栏中右击，选择添加网络链接，将网址复制进去保存即可。

从网页中导入：使用此功能需要安装 NoteExpress 网络捕手插件程序，可以将网页上的内容一键保存到 NoteExpress 当前数据库的任意指定目录。

（2）导入全文　支持单篇全文导入及文件夹导入两种方式，方法为：①单篇全文导入：点击工具栏中的"导入全文"，点击"添加文件"，选择需导入的文献即可，智能识别功能在导入全文文件时，能够自动识别文件名并将其作为题录标题，但这一功能目前仅限于处理 PDF 和 CAJ 格式的文件。②文件夹导入，点击工具栏中的"导入全文"，点击"添加题录"，选择需导入的文件夹即可，这时在文件夹题录下方会新建一个该文件。

（3）在线更新　NoteExpress 提供三种在线更新方式：①手动更新，选择所需更新的单条题录，鼠标右击，选择"在线更新"→"手动更新"，选择需要更新题录的数据库，点击检索，在检索结果中查看题录细节，选中正确的题录后，点击更新即可。②自动更新，选择需要更新的题录，鼠标右击，选择"在线更新"→"自动更新"，选择自动更新的数据库，在备选更新题录中，选择正确的题录后，点击"应用更新"即可。③智能更新：选中所需智能更新的题录，点击鼠标右键，选择"在线更新"→"智能更新"或者点击工具栏中的"智能更新"按钮，即可自动进行更新。

3. 管理文献数据库

（1）查重　查重方法：在工具栏中点击查重，选择查重范围，制定查重标准，重复题录即可高亮显示，右击鼠标，选择"从所有文件夹中删除"或"从指定文件夹删除"，即可删除重复题录。

（2）虚拟文件夹　在同一数据库中，当一条题录需要同时归属于两个或几个不同的分类目录时，或当一条跨学科的题录需要被分别放置在多个文件夹中以便进行精细管理时，虚拟文件夹功能就显得尤为实用。即同一条题录可以归类于多个文件夹中，方便用户从不同角度进行组织和检索，数据库中仅保存该文献的一条记录，当用户在任何一个文件夹中修改该条文献的题录信息时，由于数据库中仅有一条对应记录，因此其他文件夹中该文献的题录信息也会同步更新；删除其中一个文件夹下的这条题录，其他文件夹中仍然存在，只有将所有文件夹下的这条题录删除，这条题录才会彻底从数据库中消失。使用方法为：选择题录，点击鼠标右键，选择"链接到文件夹"，弹出"选择文件夹"对话框中，选择需要保存的文件夹即可。

（3）**全文下载**　选中需要下载全文的题录，点击工具栏中的"全文下载"按钮，或者点击鼠标右键选择"全文下载"，选择下载全文的数据库，即可下载全文。在下载全文时，需注意有些数据库需要使用权限。

（4）**添加附件**　支持 PDF、Word、Excel、视频、音频等文档，以及文件夹、URL 等附件格式。操作方法为：选择所需添加附件的题录，右击后选择"添加附件"，选择附件添加即可。添加成功后，可在该题录信息预览界面中的附件处查看。

（5）**分析**　提供对题录类型、作者、年份、期刊、类型等字段的分析。操作方法为：选择需要分析的文件夹，右击后选择"文件夹信息统计"，在弹出的检索框中选择所需分析的字段，点击统计即可得出分析结果。

4. 撰写论文

NoteExpress 提供 5500 多种参考文献格式，支持 WPS 和 Microsoft Office Word，通过 NoteExpress 的写作插件，可以方便高效地在写作中插入引文，并自动生成需要格式的参考文献索引。使用方法为：在论文中把光标停留在需要插入引文处，点击菜单中的"NoteExpress"→"转到 NE"，选择需要插入的引文，返回 WPS 或 Word 中，点击"插入引文"，即可完成。如需更换其他格式，点击"样式"，选择所需要的样式，点击"确定"即可。此外，NoteExpress 支持对已引用的题录进行编辑，选择需编辑的引文，点击"编辑引文"即可根据需求进行修改。在论文编写完成后，通过清除域代码功能，可以将引用生成的域代码转为纯文本。方法为：点击"去格式化"→"清除域代码"。

第二节　中医药网络笔记

一、网络笔记概述

网络笔记，通常被称为电子笔记或在线笔记，是一种使用数字设备（如智能手机、平板电脑或笔记本电脑）在互联网上创建、组织、存储和分享的笔记。网络笔记可用于记录个人思考、学习资料、工作记录及信息整理等内容，其形式不再局限于文字，还包含图片、音频、视频等多种形式。随着信息技术的发展，网络笔记软件已成为学习、工作和个人生活中的重要工具。

网络笔记有以下几个特点：

（1）**共享性**　网络笔记可以轻松地分享给更多的人，让信息传播得更远、更广。

（2）**互动性**　网络笔记发布后，用户可以随时对其进行评论、点赞、转发等操作，与其他用户互动，形成良好的信息交流氛围。

（3）**多样性**　网络笔记的形式多样，可以是文字、图片、视频等，满足不同用户的需求。

（4）**实时性**　网络笔记可以实时更新，让用户掌握最新的信息和动态。

（5）**个性化**　网络笔记可以体现用户的个性化和独特见解，满足个性化表达和需求。

然而，网络笔记也存在真实性存疑、可靠性不足及版权问题等隐患。因此，在使用网络笔记时，我们要保持警惕，辨别信息真伪，理性对待网络笔记，同时遵守相关法律法规，维护网络秩序。

中医药网络笔记是指通过电脑、智能手机等数字设备在互联网上通过网络笔记工具创建、组织、存储和分享有关中医药的学习资料、个人思考、工作记录等的笔记。由于中医药文献时间跨度大、类型多样、数量庞杂、载体不一，网络笔记管理软件能帮助中医药学习者更好地组织、管理中医药的学习工作资料，提高研习中医药文献的效率。

二、常用网络笔记软件

网络笔记工具主要用于网络资源的收集、整理、记录和编辑。网络笔记工具能够实现笔记在终端同步，在电脑上查看的网页内容可以直接存储在网络笔记中，并在手机上随时查看和编辑。除用于收集网络资源外，网络笔记工具还可以用移动终端随时记录信息，如文字、录音、拍照、手写等。常用的网络笔记软件有印象笔记（Evernote）、有道云笔记、OneNote、为知笔记等。

（一）印象笔记

1.印象笔记简介

印象笔记源自 2008 年正式发布的多功能笔记类应用 Evernote。2012 年，Evernote 进入中国，发布中文版产品——印象笔记。2018 年，印象笔记落地成为中美合资的独立实体，推出新版印象笔记 App。

印象笔记是一款功能强大的笔记应用，可以帮助用户随时随地记录、整理和分享各种信息。

印象笔记的主要功能和特点如下：

（1）**模板丰富**　印象笔记有着各类丰富的模板，包括工作必备、生活必备、导图模板、学生必备、投资理财、时间管理、自我提升等，撰写笔记时可以选择调用需要的笔记模板，提高效率。

（2）**信息收集**　支持收集文本、图片、录音、视频等多种形式的信息。此外，还可以收集和标注 Word、Excel、PPT、PDF 等文件，并通过邮件、微信、网页剪藏等方式收集信息。

（3）**信息整理**　从文字、图片、录音、清单到网页、思维导图、文档和附件，支持丰富的文件格式，使用户能妥帖保存、有序整理信息。搭配智能搜索功能，包括基本搜索、高级语法搜索、附件搜索及深度搜索等，用户可以通过关键词快速找到需要的笔记和信息。

（4）**超级笔记**　印象笔记提供剪藏、清单、思维导图等多种工具，帮助用户更好地整理和组织信息，提高工作效率。

（5）**笔记排序**　用户可以根据笔记本组、标签、笔记属性等进行排序，以便快速定位到特定的笔记。

（6）**信息共享**　印象笔记支持通过邮件、笔记邮箱账户、小程序及链接、印象识堂等方式共享笔记。用户可与团队成员通过笔记共享高效协作，完成项目和任务。

（7）**多端同步**　印象笔记支持手机、电脑、平板等多种设备跨平台同步，包括 iOS、Android 移动端，Windows、Mac 桌面端，以及网页端，用户可以在任何设备上查看、编辑和同步笔记，实现信息的无缝对接。

2. 印象笔记的常用使用场景

（1）**记录课堂笔记**　上课用手机或者电脑在印象笔记上记录课堂笔记，并拍下课堂演示内容，甚至用音频记录上课老师所讲内容。

（2）**策划和管理项目**　在印象笔记中收集项目资料，制作项目计划，并用印象笔记共享笔记本管理团队项目计划。

（3）**记录会议**　在一处保存所有的会议记录，并保存会议时的白板照片，以供以后调阅。

（4）**制作清单**　使用复选框创建清单，可以让生活和工作更有条理。

（5）**策划旅行**　随时随地规划旅行，截取网页，绘制地图和路线。拍摄风光、小吃，记录声音，记录旅行中的所见所闻。

3. 印象笔记基本使用方法

印象笔记支持 Windows、Mac、Web、Android、iOS 等各大主流平台设备。从印象笔记官方网站下载印象笔记电脑客户端，电脑客户端界面如图 5-5 所示，手机客户端可在印象笔记官方网站下载，也可以在手机应用商店搜索下载。印象笔记通过账号登录方式使用，打开注册页面，填写有效邮箱地址或者手机号码，并设置一个密码，即可注册印象笔记账号。

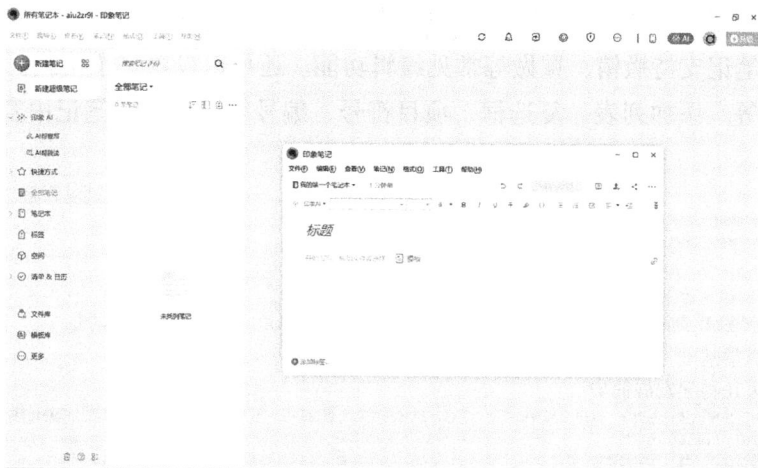

图 5-5　印象笔记电脑客户端界面

需要注意的是，印象笔记的用户分为免费用户和付费用户两类。免费用户只能实现两台设备同步，每月有 60MB 上传流量，单条素材 / 笔记大小上限为 25MB，只能使用笔记的基础模板功能，内嵌的思维导图节点上限为 20 个，每月只能实现 10 张 OCR。付费用户可以自动同步所有设备，离线访问笔记，每月上传流量、单条素材 / 笔记大小、可用模板数量、OCR 数量等都会有所增加。

（1）创建笔记　手机客户端用户点击客户端底部的"+"添加内容，选择想要记录的内容：文字、拍照、录音等。在电脑桌面客户端（Windows 或 Mac）点击工具栏左侧的"新建笔记"来添加一条新的笔记，然后在编辑栏中根据图标选择要添加的内容。如，创建一个阅读吴力群主编 2022 年科学出版社出版的《中医儿科学（第 2 版）》第一章第一节"中医儿科学发展简史"的笔记，点击电脑桌面端工具栏的"新建笔记"，以"儿科笔记 | 吴力群主编；赵霞，李新民，薛征副主编 . 中医儿科学 第 2 版［M］. 北京：科学出版社，2022.04."为笔记标题，如图 5-6 所示。

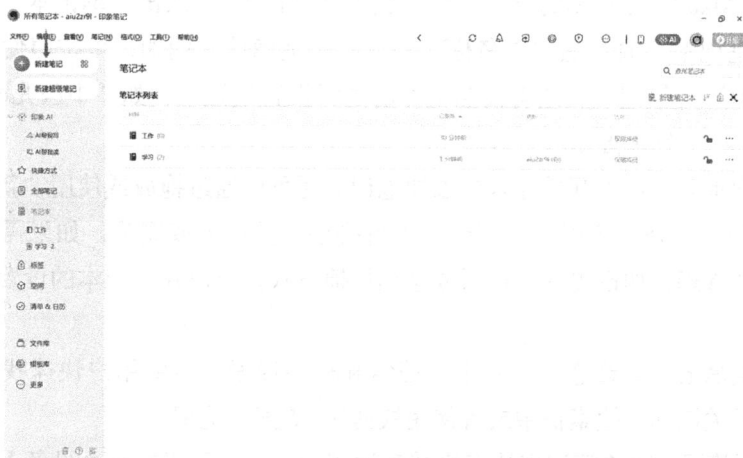

图 5-6　用印象笔记创建笔记（电脑桌面客户端）

（2）编辑笔记　在笔记详情页，点击编辑区域可以对笔记进行编辑、修改和删除等操作，印象笔记支持撤销、重做等常见编辑功能。还可以设置文本格式，如加粗、斜体、下画线等。添加列表、复选框、项目符号、编号等，以组织笔记内容，如图 5-7 所示。

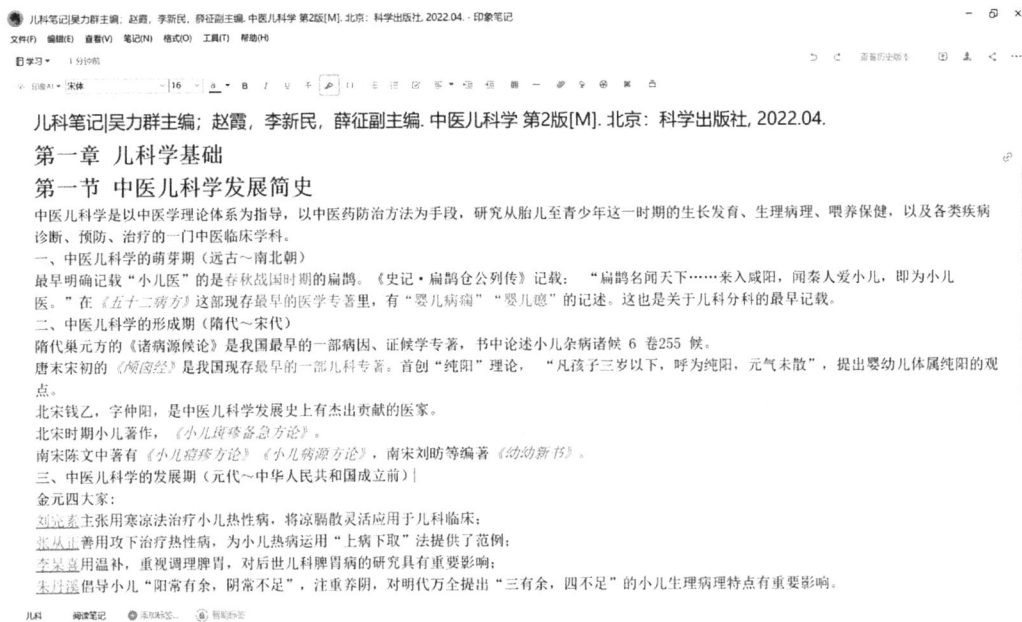

图 5-7　用印象笔记示例创建和编辑阅读笔记（电脑桌面客户端）

（3）分类管理　印象笔记支持创建笔记本和标签，帮助用户更好地分类管理笔记。可以将笔记添加到不同的笔记本中，或者给笔记打上标签，方便以后查找。例如，为上文所述儿科笔记打上"儿科""阅读笔记"等标签。

以电脑桌面客户端为例创建笔记本，步骤如下：打开印象笔记的桌面客户端（Windows 或 Mac），在左侧的导航栏中，找到"笔记本"。点击"笔记本"右侧的"+"图标，新建笔记本。输入笔记本名称，并按回车键确认。例如，可按照使用场景设置"工作""学习"等笔记本，或者按照学习的学科设置笔记本，如"中医儿科学""中医古籍""医古文""针灸推拿学"等。

创建笔记本后，可以开始在其中添加笔记。还可以通过拖放或使用"新建笔记"功能来添加笔记。此外，还可以对笔记本进行排序、重命名或删除。如果需要对笔记本进行更高级的管理，如设置共享权限或添加快捷方式，可以在笔记本的设置选项中进行操作。

（4）搜索笔记　印象笔记支持全文搜索和标签搜索，帮助用户快速找到需要的笔记。可以通过关键词在搜索框中或者使用快捷键 F6 搜索笔记。

（5）同步笔记　印象笔记支持多终端笔记同步，用户可以在多个设备上查看、编辑和同步笔记。只需在设备上登录同一印象笔记账号，即可实现笔记的同步。

使用印象笔记同步笔记的方法主要有两种：手动同步和自动同步。

手动同步的方法如下：以印象笔记电脑桌面版为例，打开印象笔记软件，并确保已经登录了账号的情况下，点击应用上方菜单栏上的同步图标，或者按快捷键F9，系统会开始同步笔记。同步时，同步图标将变成绿色并滚动。同步完成后，如果同步选项卡显示为黑色，则表示同步成功。如果显示红色叹号，则表示同步没有成功，可能需要重新进行同步操作。

自动同步的设置方法如下：打开印象笔记应用软件，进入主界面。点击上方的"工具"菜单项，在下拉菜单中选择"选项"。在"选项"窗口的左侧，点击"同步"选项。在右侧的"同步选项"栏中，勾选"同步"，并选择"自动"。

（6）分享笔记 用户可以将笔记分享给其他人，方便团队协作和知识分享。在笔记详情页，点击"分享"按钮，选择分享方式和分享对象即可。

（7）备份与恢复 为了防止数据丢失，建议定期备份印象笔记数据。此外，如果误删了笔记或数据丢失，可以尝试使用印象笔记的"废纸篓"功能恢复。

印象笔记可以导出 NOTES 格式文件（.notes）、单个 HTML 网页（.html）、Web 存档文件（.mht）、多个网页文件（.html）等不同格式，并可选择导出笔记的相应属性，如笔记标题、创建日期、更新日期、作者、位置、标签等。

下面以印象笔记电脑桌面版为例，介绍导出备份印象笔记数据的方法。

打开印象笔记，选择需要备份的笔记本。按住 Ctrl+A（Mac 使用 Cmd+A）全选笔记本中的所有笔记。选择"文件"→"导出"→选择具体需要导出的格式类型→选择保存位置并导出，这样就会生成一个包含所选笔记本所有笔记的文件。

（二）有道云笔记

1.概述

有道云笔记是网易旗下有道搜索推出的云笔记免费软件，以云存储技术帮助用户建立一个可以轻松访问、安全存储的云笔记空间，解决了个人资料和信息跨平台、跨地点的记录、编辑、共享等管理问题。有道云笔记具有创意随手记录、笔记轻松管理、文件自动同步等功能，能够随时随地记录笔记，并与电脑双向同步，支持 PC、Android、iPhone、iPad、Web 等多种平台，实现多终端共享，免去文件传输烦恼。它还能分类整理笔记，高效管理个人资料，一键保存网页中精彩图文。同时，它在移动终端也具备丰富的文本编辑功能，可以直接编辑多种格式的笔记，提供一体化的跨终端编辑体验。有道云笔记界面见图 5-8。

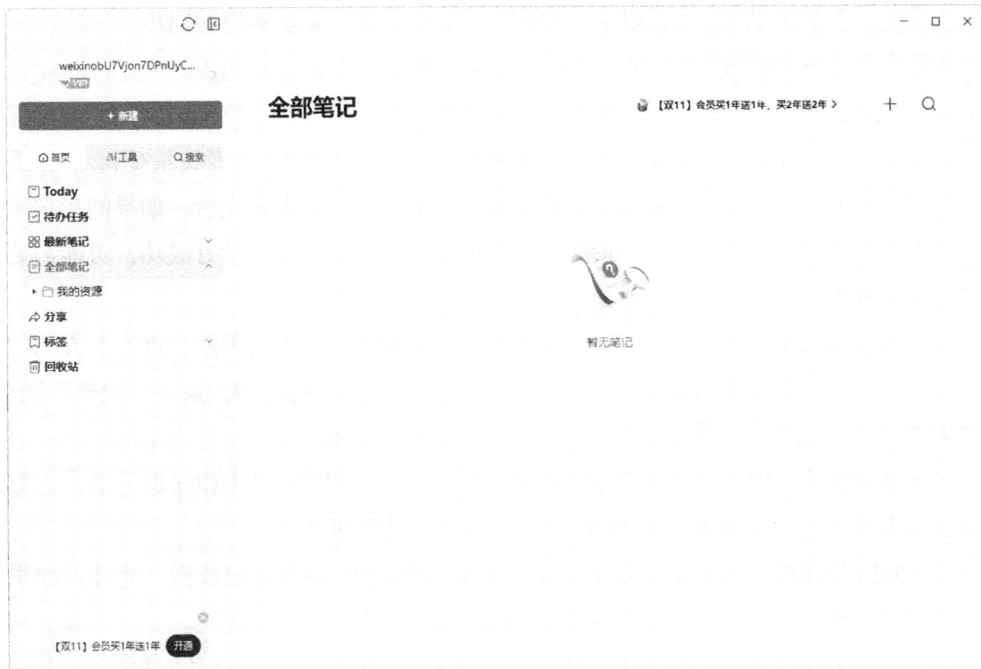

图 5-8　有道云笔记界面

2. 有道云笔记的特点和优势

（1）**支持多种文稿类型**　有道云笔记目前支持以下 5 种文稿类型：

文档：可多人同时编辑的在线文档，提供完善的编辑功能，支持自由插入图片、链接、表格、代码块、高亮块、双向链接等。

表格：可多人协同处理的在线表格，提供筛选、排序、常用图表等专业功能。

流程图：支持基础、箭头、UML 等多种常用图形，多种专业流程图。

思维导图：提供多种图形结构，可插入链接、备注等丰富的内容形式。

Markdown：内置 Markdown 编辑器和使用指南，非技术类用户也可快速上手。

（2）**支持多种效率工具**　目前有道云笔记内嵌多种效率工具，多渠道内容一键收藏，提升创作效率。

双链笔记：一种先进的知识管理和信息整合方式，通过实现笔记间的双向链接，让具有相关性的知识和信息有效流动起来，使笔记像人脑一样会思考，激活意想不到的创造灵感。

内容收藏：支持微信、微博、链接和网页剪报等多种收藏形式，优秀内容一键保存至笔记，随时查阅，防止丢失，搭建专属于自己的永久知识体系。

OCR 扫描：快捷清晰扫描所有纸质或图片类文件，将名片、文件等一键扫描、识别、保存。拍照后可立刻对内容进行识别提取，将文字快速准确地保存至笔记，无须手动抄写。

语音速记：语音智能速记，实时语音转译，同时支持多种方言识别，创造更加高效便捷的笔记记录体验。

PDF 转 Word：有道云笔记移动端支持将 PDF 文件转为可以编辑操作的 Word 文件。打通文件格式壁垒，让知识整理更加灵活高效。

待办：用待办功能记录重要事项或日程规划，妥善安排时间，直观便捷地管理待办事项，更高效地组织当前工作、学习和生活。

日历：通过日历功能，可直接查看和管理对应日期的笔记和待办事项。基于时间线索，快速掌控自己的知识库和日程安排，简洁、明确、有序。

智能翻译：可针对不同语言内容进行智能翻译，轻松完成语言切换，让知识获取不再存在边界。

（3）多端同步，多人协作，实现跨平台资源同步　有道云笔记解决了个人资料和信息跨平台、跨地点的管理问题，支持 PC、Android、iPhone、Mac 和 Web 等多种平台、多个终端数据实时更新同步，随时随地查看、处理笔记，并支持多人协作共创文档。

3. 下载安装

目前有道云笔记有桌面版、移动版、网页版等版本。其中桌面版支持 Windows、Mac、Linux，移动端支持 iOS、Android、微信小程序等，网页版则支持各种主流浏览器，可以根据电脑或手机类型及用户需求选择合适版本下载安装。

（1）移动端下载安装　有道云笔记是一款免费的 App，在苹果和各大安卓的应用市场搜索软件名称"有道云笔记"即可下载安装。如果应用市场无法搜索到，也可以用手机进入官方网站，然后下载安装与手机系统相对应的版本。

（2）PC 端下载安装　可以到有道云笔记的官方网站下载最新版本的 PC 端软件。下载完成后，根据提示安装即可。

4. 使用方法

（1）登录云笔记　软件安装完毕后，点击进入软件界面。如果已有网易通行证账号（例如网易旗下 126、163 邮箱账号），就可以用网易通行证账号登录；如果没有网易通行证账号，可以注册有道云笔记账号，也可以使用合作伙伴（例如 QQ、微信、新浪微博等）的账号登录。输入账号与密码，点击登录，即可开始体验有道云笔记。

接下来，以移动端为例创建、编辑、分享一份云笔记。

（2）新建云笔记　点击屏幕右下角的"+"新建笔记，在弹出的"笔记类型"界面中选择需要的笔记类型。有道云笔记提供了普通笔记、文档扫描、录音速记、Markdown 等多种类型。

（3）编辑云笔记　新建云笔记之后，可对云笔记进行如下编辑。

编辑标题：在提示"点击输入标题"的位置点击并输入标题。

插入文字：在"图文插入点"处直接输入文字即可。点击文字按钮，可以设置文字的格式，例如字号、颜色、加粗、高亮等。

插入图片：点击"插入图片"按钮，可以插入图片。有道云笔记提供了三种图片插入方式，分别是"来自图库""拍照"和"文档扫描"。

插入文件：有道云笔记支持插入多种文件，插入的内容可以是图片、表格、表情、链接、代码块、附件等。除了 .sys、.bat、.exe、.cmd 和 .com 文件外，还可添加音频、视频、图片（涂鸦）、Word、Excel、PPT、PDF 等多种形式的文件作为附件。

编辑完成后，点击右上角的"完成"按钮，即可保存云笔记。保存的同时，有道云笔记会将笔记同步到云空间，在 PC 端或其他移动终端，只要用同一个账号登录，就能同步并编辑笔记。

（4）**分享云笔记**　有道云笔记的特色功能在于能够将自己的笔记分享给好友。打开需要分享的笔记，点击屏幕右上角的分享按钮，在弹出的界面中选择分享方式，即可分享云笔记。

（5）**管理云笔记**　随着有道云笔记的深入运用，云空间中的笔记越来越多，这时就需要对云笔记进行管理，将资料进行分门别类存放。

点击有道云笔记界面的"全部"按钮，查看云空间中所有的云笔记。点击"＋"按钮新建文件夹，在弹出的对话框中输入新文件夹的名称，点击确认。打开需要整理的云笔记，点击界面下端的"移动到"按钮，将云笔记移动到相应的文件夹中。点击搜索框，输入云笔记的名称，可以搜索云空间中符合条件的笔记。这样就实现了对云笔记的管理、分类和查找。

第三节　中医药思维导图

一、思维导图概述

（一）思维导图简介

思维导图又称心智图，是一种图像式的思维工具，由英国著名心理学家托尼·博赞（Tony Buzan）于 20 世纪 60 年代发明。思维导图是创造性地将人脑的想法用彩色的笔画在纸上展现出来，把一串枯燥的信息变成容易记忆的、有高度组织性的图片。思维导图目前又被称为"表达发散性思维的有效图形思维工具"。它的作用原理是将需要记忆的内容通过相互隶属的关系图表现出来，由一个主题作为延伸记忆的根据，是根据人类左右脑机能不同的特征开发出的一种科学思维方式，甚至能够将人脑的潜能挖掘出来。具体实现方法是，用一个关键词去引发相关想法，形成不同级别的主题，再图文并重地把各级主题的隶属关系表现出来，将关键词与图像、颜色等建立起记忆连接，最终用一张放射性的图有重点、有逻辑地将所有内容表现出来。

整体来说，思维导图可以更清晰地呈现思维方式，帮助使用者分清主次，发现想法间的关联，高效地梳理思路。把混乱的思路梳理清楚，把抽象的思维图像化，把繁多信息中的重点提炼概括，使使用者思考时更有逻辑、想问题时更有条理、创新时更有灵感，这便是人们将思维导图作为生产力工具的原因。

（二）思维导图的应用场景

思维导图通常可以应用于以下场景。

1. 激发灵感

搭建写作框架、创意思考、头脑风暴等。

2. 辅助记忆

提炼记忆要点、搭建知识体系、整理学科知识点等。

3. 项目管理

人员管理、任务拆解和分配、需求梳理等。

4. 做笔记

做读书笔记、课堂笔记、学习笔记、会议记录等。

5. 制订计划

制订年度计划、商业计划、旅游计划、研发计划等。

6. 演示 / 展示

辅助演讲、教学演示、方案和思路展示、个人简历展示等。

7. 做报告

做周报、月报、季度报、年报等。

8. 逻辑思考

优劣势分析、任务逾期分析、作决策、思路整理等。

此外，思维导图还有各种小众的应用场景，比如用来分析电影、整理事件发展脉络和内在逻辑等。

总体来说，无论是学习、工作，还是生活中的各类事情，凡涉及思考的场景，都可以用思维导图来厘清思路、完善逻辑、激发创意，从而真正提高思考效率。

（三）思维导图的绘制原则

作为思维可视化利器，思维导图可以帮助我们梳理思路，更好地对复杂思绪进行整理。思维导图的核心要素是关键词、联想和发散、逻辑分类、视觉呈现。抓住这四个核心要素，在绘制思维导图的过程中便能思路清晰、事半功倍。

1. 关键词

运用关键词作为触发点能帮助我们展开联想，让思绪像蜘蛛网样扩散蔓延。提取关键词是一个变被动吸收为主动思考的过程，不停运用关键词容易刺激大脑进行联想，在筛选关键词的过程中逼迫大脑对信息进行内化，这也是使用思维导图能提高办事效率的原因。提取关键词时可以遵循以下原则。

（1）选择能阐明关键概念的词，以名词为主，以动词为辅，再辅以必要的形容词和副词。

（2）精简到不能再精简为止。

2. 联想和发散

在绘制思维导图时，我们要善于运用类比的方式进行联想和发散，试着穷尽所有的可能性。

举个例子，当我们在思考思维导图可以用来做什么的时候，头脑中会有很多想法，比如做笔记、列提纲、制订计划等，其中涵盖的更具体的内容可能暂时只想到这几个，但在这个基础上，我们可以用类比的方式进一步扩展。例如，我们可能会想到做读书笔记，在此基础上便能继续扩展出做课堂笔记、学习笔记、会议记录等。用这种方式可以扩展思维的广度，这也是思维导图的魅力所在。

3. 逻辑分类

逻辑分类是思维导图中至关重要的要素，因为大脑更善于处理有序、有规律的信息。思维导图可以帮助我们更全面地思考，厘清逻辑关系。

从发散到归纳，需要经过一系列的概括总结。还是以上述情况为例，当我们思考思维导图可以用来做什么时，我们已经尽可能地列出了所有要点，下一步需要找出这些要点间的逻辑关系，对要点进行分类，进而总结要点，形成观点。

4. 视觉呈现

色彩、图像、线条都是非常重要的视觉呈现方式。在脉络清楚、逻辑清晰的基础上，选择一个好的视觉呈现方式能让思维导图焕发更多活力。

色彩：用不同的色彩可区分不同级别的主题。

图像：在关键部分插入图像可激发联想，强调关键概念。

线条：线条粗细变化可让主题之间有重要性差异，可以选择合适的线形增加思维导图的协调性。

▌二、思维导图的组成

（一）主题

中心主题是思维导图的起点，是整个思维导图的核心，是所有其他分支和子分支的起点和焦点。中心主题的选择应该简洁明了，能够清晰准确反映思维导图的核心内容。从这个中心出发，通过分支向外扩展，展现出与中心主题相关的各个子主题或概念。

（二）分支

分支由分支线条、线条上的关键词和图像组成，分支是思维导图的重要组成部分，可以分为主分支和子分支两种。主分支直接从中心主题延伸出来，代表与中心主题直接相关的主要概念或方向。而子分支则从主分支上延伸出来，进一步细化了主分支的内容，展示了更为具体的信息或细节。分支线条用于连接中心主题和各个分支，可根据习惯选择直线、曲线或弧线。

（三）层级

层级是通过分支的延伸和连接来体现的。中心主题位于最顶层，即第一级，它代表着整个思维导图的核心内容。从中心主题延伸出来，与中心主题直接相关的主要分支构成了第二级，与主要分支直接相关联的分支，构成了第三级，以此类推，每一级分支都代表着更深层次的信息和细节，承载着特定的信息和意义，它们相互关联、相互支撑，共同构成了思维导图的完整内容。这种层级结构可以更好地组织和呈现信息，使其更加系统化和条理化，形成层次分明的知识体系。

（四）节点

节点概括了每个分支的主题或内容，连接着上下级分支，是信息的汇聚点。节点的设计通常包括关键词、图像、颜色等元素。其中，关键词是核心，描述节点的主题；图像和颜色用于进行区分、突出、美化，使得思维导图更加生动有趣，同时也能更快地识别和理解信息。在思维导图中，以一个主题为中心，由主题分支出节点，再由节点分支出子节点，从同一个层次的节点数目可以看到思维的广度，从一个分支的长度可以看到思维的深度。

三、常用思维导图软件

（一）Mindmanager

1.Mindmanager 概述

Mindmanager 由美国 Mindjet 公司开发，是一款功能强大的进行知识管理的可视化软件，通过其独特的互动视觉表，组织和展示复杂的概念和信息，利于进行发散性思维和头脑风暴，并进行知识的创新和分享。此外，该软件也可与 Microsoft Office 和 Adobe Reader 集成，用该软件制作的导图能导出到 PowerPoint、Excel 等软件中，同时也能导入 Word、Excel 等文档中的数据，实现信息图表的导入导出，实现知识的创建与分享。下面以 Mindmanager23 为例，介绍其使用方法。

2.Mindmanager 软件界面介绍

Mindmanager 界面如图 5-9 所示，主要由以下几部分构成。

（1）**菜单栏** 包括"文件""主页""插入""任务""设计""格式""高级""视图""帮助"等功能。用户可根据使用需求，选择相应的功能。

（2）**背景板** 位于界面的中心空白区域，在此区域可围绕中心主题绘制思维导图。

（3）**任务窗格** 位于界面的右侧，包括"索引""任务""资源""导图组件""库""搜索""snap 队列""幻灯片""浏览器""Excel Data Mapper"。

（4）**状态栏** 位于界面右下方，包括"过滤器""动态过滤器""展开""概要视图""计划视图"等功能。

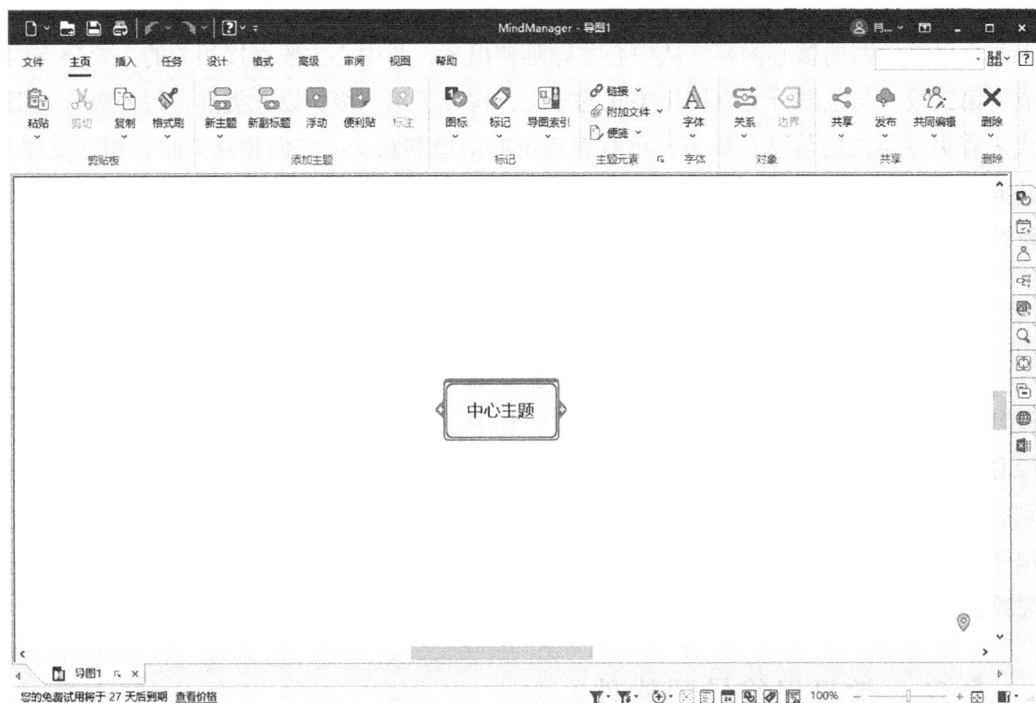

图 5-9 Mindmanager 界面

3.Mindmanager 的下载与安装

从软件的官网进入下载界面，根据电脑的操作系统，选择 Windows 或 Mac，单击即可下载。下载完成后，点击安装包即可按照系统提示进行安装。

4.Mindmanager 的导图绘制基础

（1）**模板介绍** Mindmanager 模板分为空白模板与专业模板。空白模板提供白板、辐射状导图、右侧导图、树形导图、组织结构图、时间线、基本流程图、概念导图、韦恩图、洋葱图、漏斗图等 16 种模板，Mindmanager 模板见图 5-10。以下介绍常用的几种模板。

白板：即空白模板，主题默认为便签，便签主题可调整大小与叠放，适用于头脑风暴、卡片排序等。

辐射状导图：将中心主题放在思维导图中心位置，两侧编排各节点，是思维导图的经典模板。

右侧导图：将中心主题放在思维导图的右侧位置，各分支位于中心主题的右侧，适用于层级较多时。

树形导图：将中心主题放在思维导图最上方，其他主题位于中心主题下方，是一种纵向延伸的形式，但当思维导图下节点较多时，会出现狭长导图。

组织结构导图：树形导图的变形模板。中心主题位于上方，一级分支横向排列，二级分支及其下属分支纵向排列。

时间线：中心主题与一级分支连接为一条时间线，其他层级位于时间线的一侧。

概念导图：中心主题位于中心位置，其他节点围绕中心主题分布。

维恩图：无中心主题，通过集合间的重叠表示图形之间的相同部分。

洋葱图：无中心主题，各部分内容以环形呈现。

漏斗图：无中心主题，各部分内容以梯形呈现。

矩阵图：无中心主题，各部分内容以方形呈现。

幻灯片文件夹：可用于添加幻灯片，在幻灯片中添加和定位主题和对象。

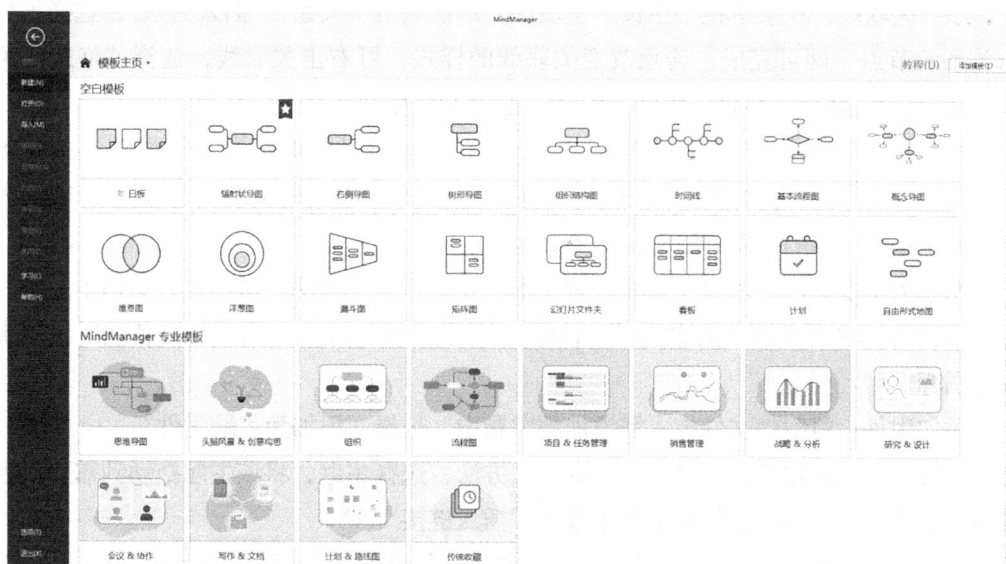

图 5-10　Mindmanager 模板

（2）思维导图制作流程

新建：点击菜单栏中的"文件"，点击"新建"，即可进入"模板主页"，选择一个模板，点击"创建导图"，进入思维导图制作页面，在页面中出现中心主题。

添加主题：点击主题框，出现"+"，点击即可添加下一级分支。

主题移动：点击主题框，长按鼠标左键，即可移动该主题到其他位置。

删除主题：鼠标右击该主题，点击"仅删除主题"或"删除主题或副主题"。

浮动主题：在菜单栏选择"主页"，点击"浮动"，单击背景板，即可放置"浮动主题"。选择此浮动主题，点击 Enter 即可快速创建更多浮动主题。或直接双击背景板，亦可快速新建。

添加浮动主题至导图：选择需添加的"浮动主题"，并拖至相应的导图位置，释放鼠标，并设置为副主题。

修改样式：点击菜单栏"设计"，即可更改思维导图模板样式，点击编辑主题，对整个思维导图的线条、颜色、粗细、字体等进行调整。或选中单个主题，右击，在弹出的对话框中即可对单个主题样式进行修改。

插入 / 删除图标：图标可以帮助用户对主题进行排名。选中该主题，右击选择"图标"，即可根据需要选择优先级、进度、标志、表情符号等图标。直接点击优先级、进度等图标，可快速改变。右击该图标，选择"移除"即可删除。

添加 / 删除标签：选中该主题，右击选择"图标"，即可根据需要选择标签。右击该图标，选择"移除"即可删除。

筛选：点击图标，在对话框中依次选择"快速过滤器""显示包含此标记的主题"，即可实现筛选。

添加关联线：在菜单栏"主页"模块中，依次点击"关系""插入关系"，选择需插入关系的节点，即可完成。若想改变关联线的样式，可右击关联线，选择"格式化关系"，即可对关联线的颜色、粗细、图样、形状进行修改。

从网络中添加内容：点击链接图标，在界面右侧显示浏览器，即可将链接、图像或文本从浏览器拖入导图中。此外，还支持从 PDF 或其他文档中直接将内容拖入 Mindmanager，实现快速收集信息。

粘贴为主题备注：适用于当有大量文本需要保存时。方法：从网页、文档中复制一些文本，右键单击主题，依次选择"粘贴""粘贴便签"即可，当需阅读备注时，单击备注图标。

添加附件：将附件文件拖入需添加的主题中，选择"添加为主题附件"。

链接主题：适用于快速访问相关内容。方法：选择主题，将该主题拖动到需要放置的另一个主题上，在弹出的对话框中选择"插入链接"。

任务信息：点击需添加进度的主题，点击"任务信息"，即可设置优先级、进度、起止时间、持续时间、工作量等任务信息。设置"资源"，可以实现任务的分配。此外，Mindmanager 可自动汇总计划中多个任务的进度和持续时间。方法：选择主题，在"任务信息"中选择"汇总任务信息"，即可看到整个任务的进度、持续时间、工作量的汇总。

共享：Mindmanager 文件可以作为导图、文档、电子表格、大纲、图像、PPT 进行共享。

保存：点击"保存"，弹出"另存为"对话框，在该对话框中选择保存的名称、格式（支持 Word、Excel、JPEG、PNG、HTML5 等）、路径，点击"保存"即可。

快捷键：①新建主题：Enter。②新建副主题：Ctrl+Enter。③添加主题链接：Ctrl+K。④添加关系：Ctrl+Shift+R。⑤编辑文本：空格键可在文末编辑文本；Shift+R 在文本开头编辑文本。⑥添加优先级：Ctrl+Shift+ 数字，例如优先级 1 为 Ctrl+Shift+1。⑦添加便笺：Ctrl+T。⑧展开 / 折叠导图：显示某一级别为 Alt+Shift+ 数字，例如显示"1 个级别"为 Alt+Shift+1；折叠：Ctrl+F3。

（二）FreeMind

1.FreeMind 概述

FreeMind 是一款基于 Java 的开源思维导图软件，支持 Windows、Mac 及 Linux 等多种操作系统。它像其他思维导图软件一样，操作比较简单方便，通过键盘实现知识节点操作，再根据需要进行扩展及自定义操作。FreeMind 在组织思维和跟踪任务方面有着重要作用，可用于管理个人知识库，辅助科研，及记录个人生活等。图 5-11 为 FreeMind 主界面。

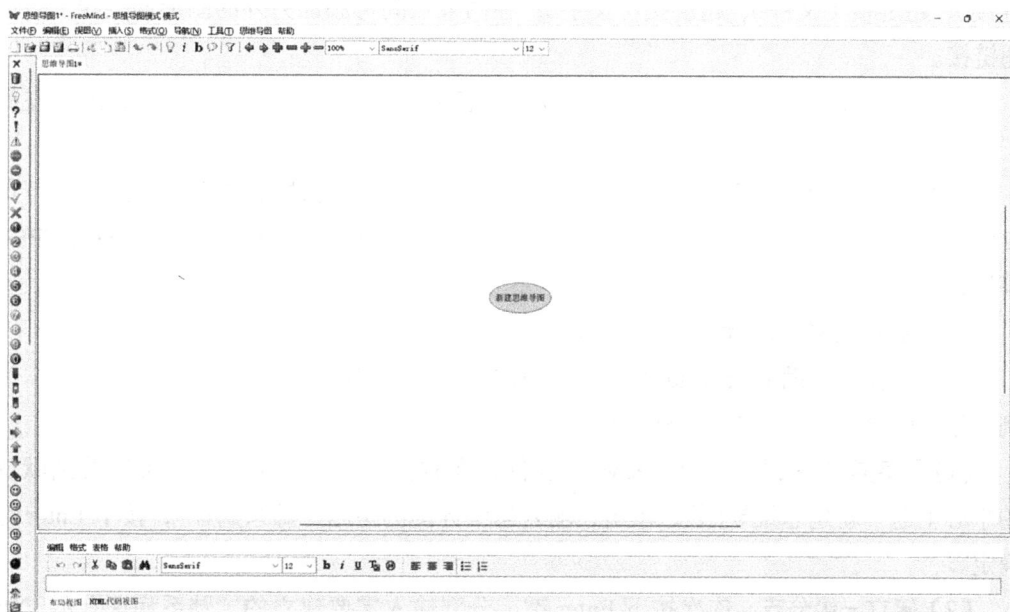

图 5-11　FreeMind 主界面

2.FreeMind 的下载与安装

从 FreeMind 软件官方网站的下载地址进入 FreeMind 软件的下载界面，根据电脑的操作系统，选择相应的版本下载路径或者选择通用型版本，单击即可自动下载。需要注意的是，FreeMind 是用 Java 程序编写的，因此需要在 Java 环境下才能运行，如果系统没有安装 Java 环境，安装 FreeMind 的过程中会提示：如果你的电脑没安装 Java 环境，需要先安装 Java 环境。此时可根据提示先安装 Java 环境，然后再安装 FreeMind。

3.FreeMind 功能介绍

（1）**新建思维导图** 点击"文件"→"新建"，或直接在绘制窗口点击鼠标右键，选择"新建思维导图"。

（2）**更改根节点名称** 点击根节点，即可修改根节点的名称。

（3）**新增或删除节点** 光标定位在需要新增节点的节点处，点击"插入"，根据需要选择"新的子节点"（快捷键 Insert）、"新的平行节点（上方）""新的平行节点（下方）"（快捷键 Enter）、"新的父节点"。光标定位在需要删除的节点处，点击"编辑"→"删除节点"，也可直接按快捷键 Delete。

（4）**云状的使用** 云可以将所选的子节点全部框住，增加图形的辨识度。选中要用云框住的节点，点击工具栏上的云状图标即可。

（5）**节点的格式** 右键单击该节点，选择格式，可以选择改变节点外观（叉状或泡框）、节点文字格式、节点颜色、节点背景颜色、云框颜色、连线颜色、连线样式及连线宽度。

（6）**新增链接** 右键单击要新增链接的节点，选择插入，可选择添加图像（文件或链接）、超链接（文件）、超链接（文字）；在两节点间可添加另外的图形连接线、页内超链接。

（7）**添加图标** 选取要添加图标的节点，点击鼠标右键，选择"图标"，或在左侧工具栏选择、添加相应的图标。

（8）**存盘和导出** 存盘：点击"文件"→"另存为"，选择需要保存的路径进行保存即可。导出：点击"文件"→"导出"，可以将思维导图导出为 HTML、PNG、JPEG 等格式。

4. 利用 FreeMind 软件制作思维导图

下面，我们借助 FreeMind 思维导图制作工具，以"中医儿科肺系病证的哮喘"为例制作思维导图，并简述其制作过程。

（1）**确定中心主题** 运行 FreeMind 软件，在软件编辑界面的中心，可以看到默认的中心主题"新建思维导图"，单击，输入思维导图的主题"肺系病证"，按下 Enter 键确定。

（2）**建立一级分支** 依次按下 Enter 键，分别输入需要建立的"肺系病证"的"感冒""鼻鼽""乳蛾""咳嗽""肺炎喘咳""哮喘""反复呼吸道感染"七个一级分支。

（3）**建立二级分支** 单击"哮喘"分支，按下 Insert 键，或者在 FreeMind 主界面的上方工具栏点击"插入"→"新的子节点"，在"哮喘"这个一级分支下面输入"诱发因素"，建立二级分支；这时，鼠标处在"诱发因素"二级分支的位置，依次按下 Enter 键，输入"诱发因素"同级的二级分支，"分证论治"。这样，就在"哮喘"这个一级分支下面建立了两个二级分支。重复该过程，输入二级分支的子节点（三级分支、四级分支等），如图 5-12 所示。

（4）建立分支间的关系　例如，在"分证论治"的"发作期"内，要比较"寒性哮喘"与"外寒内热"之间的区别与联系，可建立它们之间的关系。单击选择"寒性哮喘"与"外寒内热"节点（注意选择的次序，箭头指向最后选择的节点），单击菜单"插入"→"在所选节点间添加图形连接线"，在这两者之间建立连接线。重复该步骤，可建立其他分支间的关系。

（5）设置节点的样式　在思维导图的元素上单击鼠标右键，弹出菜单中将显示该元素的编辑项。以"哮喘"的"诱发因素"建立的连接线为例，在连接线上单击鼠标右键，在弹出菜单上，可以改变编辑线条的颜色、样式和转换目标等，如图5-12所示。

（6）**美化思维导图**　选中需要美化的节点，点击鼠标右键，可对节点增加图标、修改格式、插入链接、修改物理样式。也可单击界面左侧图标栏上的图标，为当前选择的节点添加图标，美化思维导图。

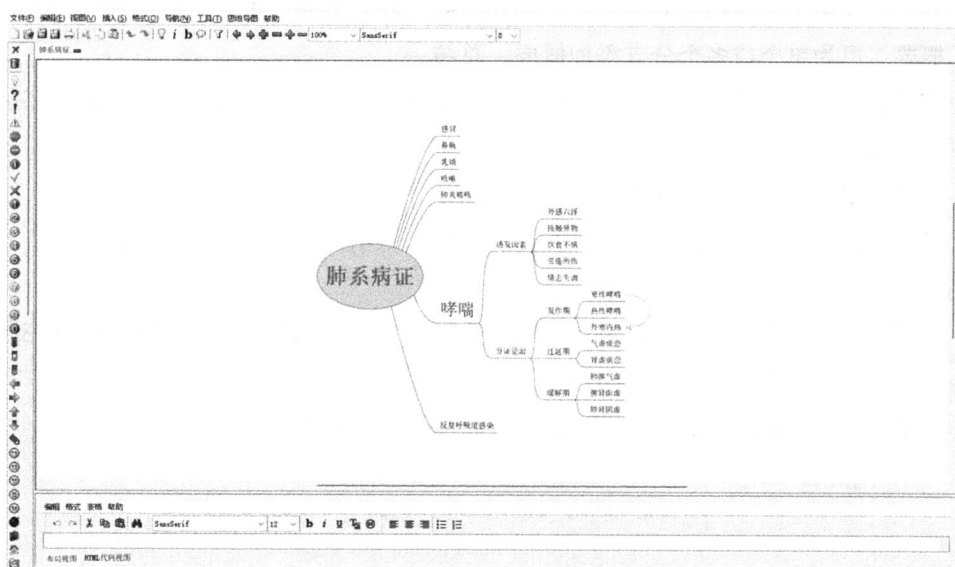

图 5-12　以 FreeMind 建立的中医药病证思维导图

（三）XMind

1.XMind 概述

XMind 是一款操作简单的可视化思维导图软件，功能全面，易上手，在企业和教育领域应用广泛。XMind 能够绘制思维导图、树形图、逻辑图、组织结构图、概念图等，并提供多种风格、样式的图形，可方便地在多种图形间实现转换，还可插入个性化图标，灵活定制节点外观。XMind 还能直接通过互联网获取资源，支持链接多媒体，提供结构化的演示，可以纵向深入讲解和挖掘某一问题。XMind 采用 Java 语言开发，强调软件的可扩展、跨平台、稳定性等，可以在 Windows、macOS、Linux 上运行，并能与 Office 软件横向集成。

2.XMind 的下载与安装

访问 XMind 官网，单击"下载"标签，进入下载页面。此处我们选择 XMind 8 的 Windows 版进行下载。下载过程中，可设置下载文件名称，更改下载地址。下载完成之后，运行安装程序，选择好合适的安装位置，待安装进度条完成后，XMind 就安装好了。

3.XMind 界面介绍

按照上述步骤下载安装后，双击软件图标，进入软件首页，如图 5-13 所示。XMind 软件上方菜单栏主要工具介绍如下：

主页：提供多种模板和空白图。

保存：可将新建的思维导图保存至"我的电脑"或者 XMind 云端。

主题：添加分支主题或子主题。

联系：可为不同分支之间添加联系及信息。

外框：为单个主题添加外框形状，起到强调、弱分类的作用。

概要：可为单个或多个分支添加概要、总结。

演示：将当前思维导图以全屏的形式展现在屏幕上，只有被选中的主题才会在屏幕中央高亮显示。

头脑风暴模式：可以快速收集、记录灵感，并将其分组。

甘特图：用图形化的进度条形式，展现当前项目中所有任务的优先级、进度、开始及结束时间。

检索：为用户提供图标、标签、任务起止时间、任务人及字母排序等不同的主题索引方式，快速且精准地定位目标信息。

分享：可以将做好的思维导图以邮件、博客、链接形式分享。

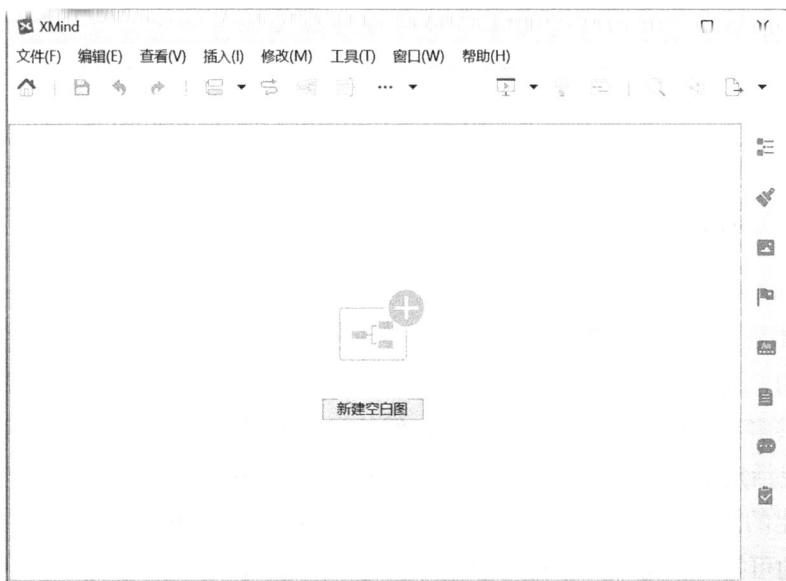

图 5-13　XMind 操作界面

XMind 软件右侧工具栏中的主要工具介绍如下：

大纲：整个思维导图的大纲视图。

格式：可进行文字、外形、边框、线条的设置。

图片：添加剪贴画。

图标：添加小图标。

风格：提供多种思维导图整体风格，修改设计思维导图的个性风格。

备注：为思维导图添加补充信息。

批注：为思维导图添加批语和注释。

任务信息：可以在任务信息视图中为每个主题添加各自相关的任务信息。

该软件在未激活的情况下为免费版，只能使用部分功能。如需用到高级功能，如头脑风暴、演示模式、甘特图、搜索功能、插入图片、任务信息等，选择 Xmind Pro 版本，激活付费即可。

4.XMind 使用方法

（1）新建导图或选择模板　打开 XMind 软件，单击"新建空白图"，新建一个空白思维导图。界面中会出现"中心主题"编辑框，双击输入想要创建的思维导图项目的名称。XMind 主要由中心主题、主题、子主题、自由主题、外框、联系等模块构成，通过这些模块可以快速制作思维导图。

此外，单击左上方菜单栏中的"主页"图标，可以选择空白图或者模板（图 5-14）。

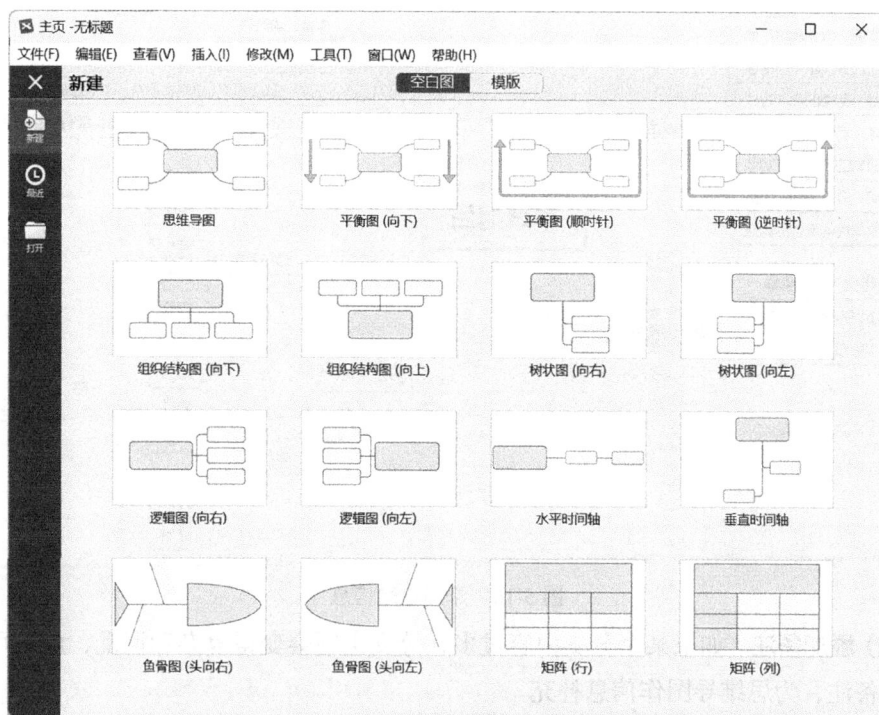

图 5-14　选择模板

选择空白图中的"思维导图"，以《本草纲目》读书笔记为例，介绍思维导图制作流程。

（2）添加、删除主题　根据实际情况，添加、删除分支主题。如果主题下还需要添加下一级内容，可以再创建子主题，按 Ctrl+Enter 键或 Insert 键可添加分支主题。如若主题添加错误，按 Delete 键或者单击上方菜单栏中的 ↰ 或 ↱ 按钮撤销或者重做。本例中《本草纲目》的读书笔记需要从两个方面做准备：一是对该书内容的介绍；二是该书的影响和意义等。如图 5-15 所示添加四个分支主题。

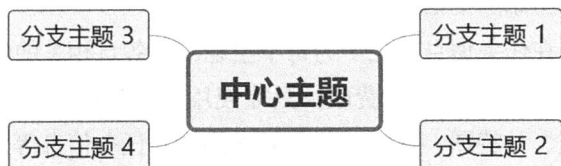

图 5-15　设计结构图分支

（3）添加主题信息　主题信息即每个层次主题的具体内容，每个层次的主题内容之间为包含关系。

在绘制完成分支主题后，需添加每个层级主题的具体内容：双击选中主题，即可添加主题文字。每个层次主题的添加与内容的填写流程相似，按照需要添加即可（图5-16）。

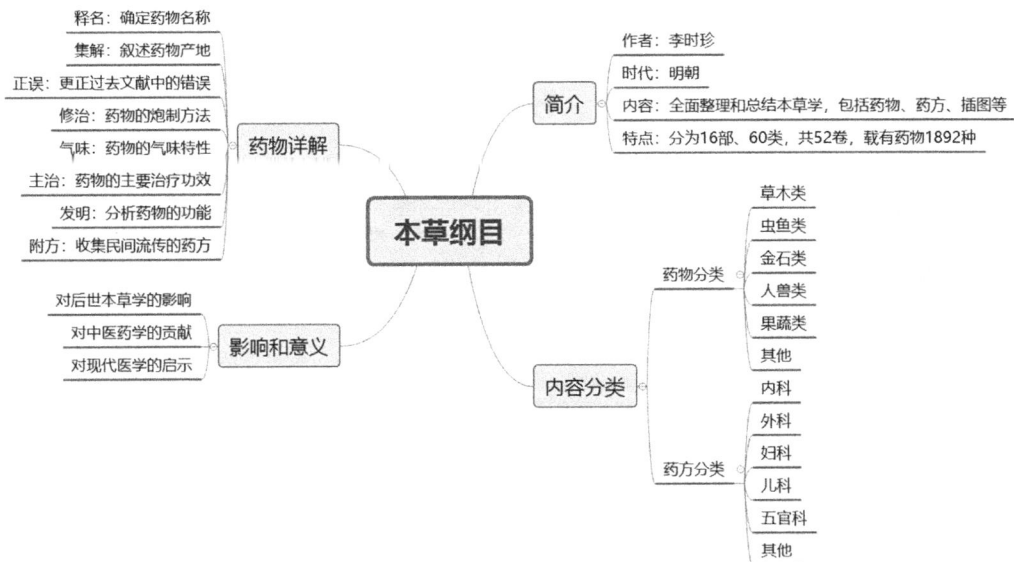

图 5-16　添加主题信息

（4）添加备注　如果某个分支内容过多，分支主题会变得复杂和混乱，此时可以选择添加备注，为思维导图作信息补充。

选中需要添加备注的分支主题，单击右侧工具栏"备注"按钮，在弹出的对话框中输入备注内容，并可调整字体、字号、样式等基本设置。如需更改或者删除备注，右键单击分支主题后的"备注"按钮，选择"修改"或者"删除"即可，还可以为"最喜欢的部分"和"结论"添加备注。

（5）美化 可以通过改变思维导图的样式、结构、配色等来美化思维导图，使之在视觉上达到美观。

①更改格式：选中所要美化的主题，单击右键，选择"格式"，可改变颜色、字体、外形、边框等。

②更换风格：单击右侧工具栏中的"风格"按钮，选择合适的风格，双击即可覆盖原有风格。更换的风格会覆盖整个思维导图，改变其边框、字体、颜色等。

③调整画布格式：单击编辑窗口的任意空白区域，单击工具栏中的"格式"，即可快速打开画布格式视图（图5-17）。通过"背景颜色"和"选择墙纸"选项，可以为思维导图设定特定的背景色及墙纸。通过调节透明度可使思维导图达到最佳效果，透明度百分比越低则背景越淡化。还可设置信息卡的显示情况。

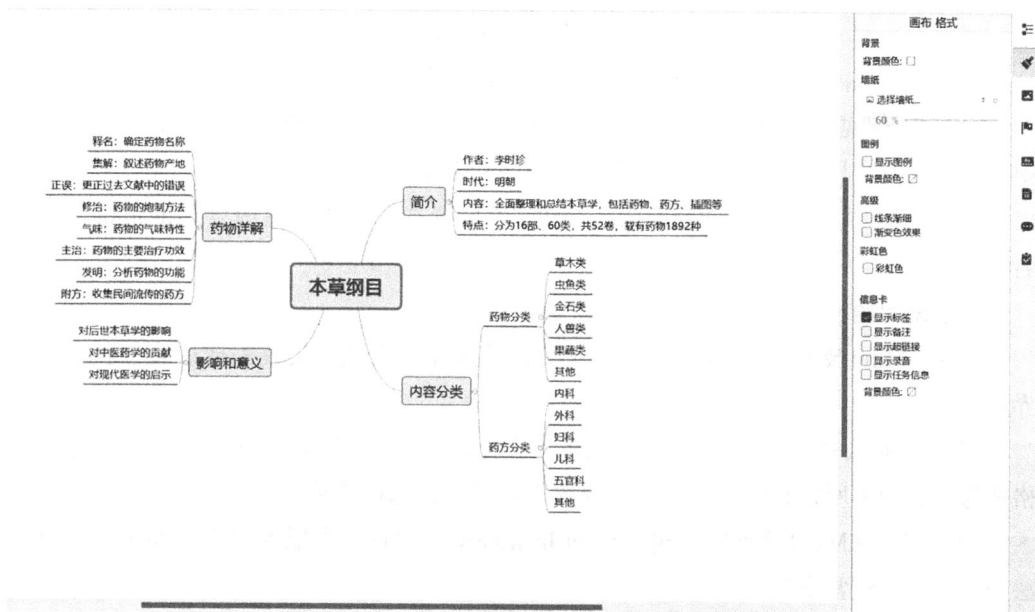

图 5-17 画布格式视图

④插入图标：在思维导图中，通过添加图标可以有效、美观地表达特定部分的优先等级、完成度、特殊标记等。通过单击右侧工具栏中的"图标"按钮，用户可快速打开相应视图添加图标（图5-18）。

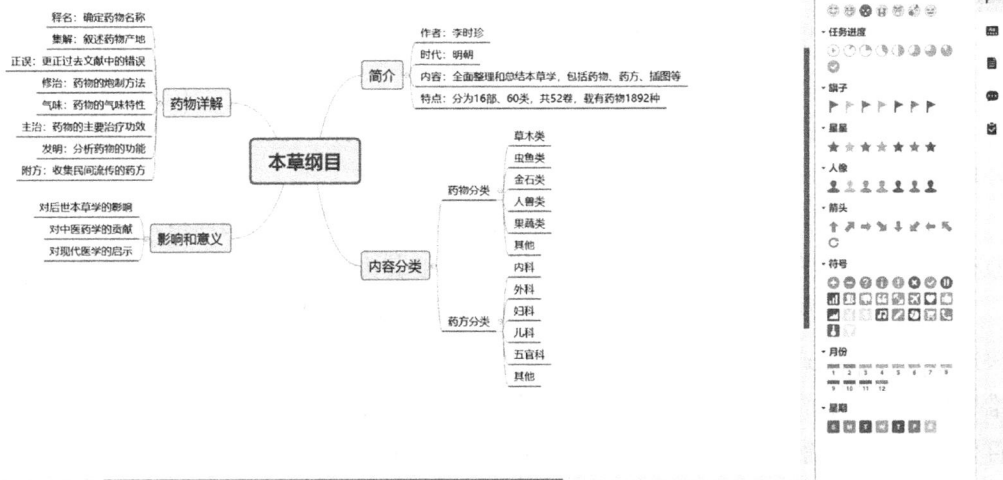

图 5-18　插入图标

同理，如果需取消或者去掉相关设置，可直接选中进行删除或者取消。

（6）导出　思维导图制作完成后，在右侧工具栏中单击"导出"按钮，可将思维导图以不同的格式导出，方便后续分享和使用。XMind 免费中文版提供多种导出格式（导出格式后带有"［pro］"字样的除外），用户可自行选择，并可更改导出的地址及文件名称。

5. 常见问题

（1）XMind 支持多种语言，在下载安装时选择中文版，安装完成后直接就是中文界面。

（2）头脑风暴、演示模式、甘特图、搜索功能、插入图片、任务信息及一些导出格式为付费版本所特有的功能，有需要的用户可自行选择购买。

（3）安装 XMind 之前需先进行电脑 Java 环境的检查，未配置相应的 Java 环境则无法进行软件的正常安装。

第六章

中医药文献信息挖掘与应用

　　中医药事业的蓬勃发展带来了海量的文献资源，这些珍贵的信息宝库为研究和应用提供了巨大的潜力。然而，如何高效地组织和利用这些信息，发掘其中的潜在价值，成了亟待解决的问题。中医药文献信息挖掘应运而生，它利用文本挖掘技术，从海量文献中抽取有效、新颖、有用的知识，推动中医药的传承和发展。

第一节　中医药文献信息挖掘

一、中医药文献信息挖掘概述

　　中医药文献信息挖掘是一种针对中医药领域的文献信息的文本挖掘应用，其目的在于从大量的中医药文献资源中抽取有效、新颖、有用、可理解的知识，并利用这些知识更好地组织和管理中医药信息。该技术具备以下显著特征：首先，其跨学科性显著，它整合了数据挖掘、自然语言处理、机器学习等多个学科领域；其次，它以知识驱动为核心，致力于从文献中挖掘出新的知识；最后，它具有鲜明的实践导向，旨在为中医药的研究与临床应用提供坚实的支持。实施方法涵盖信息抽取、文本分类、聚类分析及数据挖掘等多个方面。

　　中医药文献信息挖掘在多学科交叉的基础上发挥着重要作用。它不仅有助于深入理解中医药的理论与实践，还能促进新治疗方法和药物组合的发现。例如，利用文本挖掘技术，可以从中医药文献中提取药物使用、病例研究、临床观察等信息，构建全面多维的中医药知识图谱，为研究与应用提供信息支持。应用机器学习算法，有助于分析实验和临床数据，揭示药物作用靶点和组合规律，也可以从文献描述中洞察中医药在不同疾病、体质、季节下的应用规律，为临床决策提供科学依据。

二、中医药文献信息挖掘技术

中医药文献信息挖掘技术涵盖了数据转换、中文分词、特征提取和表示、文本分类、文本聚类、自动摘要和可视化等多个方面。这些技术相互关联，共同构成了一个完整的中医药文献信息挖掘体系，为中医药的研究与发展提供了有力的支持。

1. 数据转换

数据转换是信息挖掘过程中的首要步骤，其主要目的是将原始的中医药文献数据转化为适于进行信息处理的数字文本。这一过程主要包括文本抓取、文本格式化、文本去噪等。文本抓取是将分散的文献信息集中起来；文本格式化是规范统一文献信息，如对中药名称中的同名异药、异名同药、正名、别名等进行规范统一；文本去噪是去除文献中的无关词汇，以降低噪声对文本分析的影响，如去除常见的助词和连词等。

2. 中文分词

由于中医药文献中的关键词通常是固定搭配，如"证候""病因"等，因此中文分词成了针对中医药文献特点的关键步骤。精确的分词技术有助于识别和分割这些关键词，从而更好地把握文献的核心内容。

3. 特征提取和表示

从文本中提取关键特征是信息挖掘过程中的重要环节。这些特征主要涉及药物组合、方剂应用等方面，并将其转换为机器可处理的格式。这样，提取出的特征就可以作为训练模型和进行文本分类和聚类的输入，从而为后续的分析和处理提供支持。

4. 文本分类

通过运用机器学习算法，对已经标注的中医药文献进行学习，以实现对新文献的自动分类。这种分类可以根据疾病类型、证型或药物属性等进行，有助于梳理和归纳大量的文献资源。

5. 文本聚类

文本聚类是对文献内容进行分组的过程，以确保组内文献在主题上高度相似，而组间差异显著。常用的聚类方法包括基于划分的 K 均值算法等，这有助于发现中医药文献中的潜在规律和联系。

6. 自动摘要

自动摘要技术可以为长篇的中医药文献生成摘要，快速传达文献的核心内容。这为研究者提供了一种高效的方式，以便快速浏览和了解大量的文献资源。

7. 可视化

通过运用可视化工具，将挖掘出的信息以图形化的方式展示，如药物关联网络、疾病分布图等。这种可视化展示方式有助于增强文献信息的可读性和理解性，进一步挖掘中医药文献的价值。

▌三、中医药文献信息挖掘流程

中医药文献信息挖掘流程可以分为以下几个步骤。

第一步：确定数据源。中医药领域的数据源非常丰富，涵盖多种类型，包括期刊、专利、传统医学典籍及网络资源等。在期刊方面，中医药领域的专业期刊、综合性期刊，以及国内外相关的医学期刊都是不可或缺的信息来源。在专利方面，国家知识产权局等发布的中医药相关专利也是重要的参考资料。在临床报告方面，临床试验报告、病例报告等提供了实际的疗效数据和病例分析。传统医学典籍如《黄帝内经》《伤寒杂病论》等，以及地方医药志、医案等，都是中医药领域宝贵的文化遗产。在网络资源方面，社交媒体平台、在线问答社区、博客等用户生成的内容也是获取信息的重要途径。将这些数据源整合起来，可以为中医药领域的研究和实践提供全面、深入的信息支持。

第二步：文本预处理。在自然语言处理中，文本预处理是一个重要的步骤，它为后续的分析和建模打下了基础。对于中文文本，分词是关键的第一步，可以通过基于规则的方法，例如最大匹配算法，也可以通过统计方法如隐马尔可夫模型，或者利用深度学习方法如神经网络来实现。分词的目的是将连续的文本序列切分成有意义的词汇单元。而对于英文文本，词干提取是一个重要的预处理步骤，它可以将单词缩减到其基本形式，从而减少词汇的多样性，提高分析的准确性。同时，文本去噪也是预处理的重要一环。噪声词去除是通过构建停用词列表来实现的，这些停用词通常是语言中频繁出现但对特定任务没有实际意义的词，如中文中的"的""和""是"等。去除这些词可以减少文本的噪声，突出文本的核心内容。特征提取是文本预处理的另一个重要方面，它涉及从文本中提取能够代表文本特征的信息，如关键词、主题词等。词频－逆文档频率（TF-IDF）是一种常用的特征提取方法，它考虑了词语在单个文档中的频率及在整个文档集合中的分布情况，有效地突出了词语的重要性。

第三步：形成数据集市。在构建数据集市中，数据清洗是首要任务，其目的是提升数据质量，主要包括识别并移除重复的数据记录、纠正错误信息及填补或合理处理缺失值。这些步骤确保了数据集市的准确性和可靠性。其次是数据集成，即将不同来源和格式的数据融合在一起，形成统一的数据视图。这可能涉及数据格式的转换或编码方式的统一，以便不同的数据能够无缝地结合在一起。最后，数据转换是将清洗和集成后的文本数据转换为能够被数据挖掘算法有效处理的格式，主要包括将非结构化的文本数据转换为结构化的数值数据，或者将文本内容转换为向量格式。这些转换步骤为后续的数据分析和建模打下基础，使数据集市能够为数据挖掘任务提供强有力的支持。

第四步：挖掘分析。在数据集市构建后，开始进行深入地挖掘分析，包括文本结构分析、文本摘要、文本分类、文本聚类、关联分析、分布分析、趋势预测等。通过自然语言处理技术对文本进行结构分析，提取出如处方组成、治疗流程等关键信息，这有助于理解文本的内在逻辑和组成。其次是文本摘要技术的应用，如抽象摘要、机器翻译和生成式摘要，可以对大量文献进行快速理解和概括，生成简洁而全面的摘要。文本分类利用监督学习算法，如支持向量机（SVM）和随机森林，对文献进行自动分类，从而识别出不同的主题或疾病类型，便于研究人员进行针对性的检索和分析。而文本聚类则通过无监督学习算法，如 K 均值和层次聚类，自动将文献分组，揭示研究中的热点领域和潜在的模式。关联分析则通过挖掘文本中的关联规则，发现不同元素之间的联系，例如中药与疾病之间的关联，为临床决策提供支持。分布分析关注特定元素在文献中的分布情况，如疾病谱的变化趋势和中药使用频率、中医证候和体质分布等，这有助于监测公共健康问题和医疗资源的使用情况。趋势预测使用时间序列分析和回归分析等方法，基于历史数据预测未来的研究趋势或临床表现，为科研和临床实践提供前瞻性的见解。通过这些多维度的分析，可以从数据集市中获取丰富的信息，支持决策制定和知识发现。

第五步：可视化。利用可视化工具将挖掘分析的结果以直观的图表、网络图、热力图等形式展示出来。这一步骤的关键在于将复杂的数据分析结果转化为易于理解的视觉表示，从而帮助用户快速识别数据中的模式、趋势和异常。通过数据可视化，研究人员和决策者可以更高效地进行信息解读和决策制定，使数据分析的结果发挥最大的价值。例如，通过将文本分类结果以柱状图或饼图的形式展示，可以直观地看出不同类别文本的分布情况；通过将文本聚类结果以网络图的形式展示，可以清晰地看出不同文本之间的关联关系；通过将关联分析结果以热力图的形式展示，可以清楚地看出不同元素之间的关联程度。此外，数据可视化还可以帮助用户发现数据中的异常值和离群点，从而及时调整分析策略和决策方案。例如，在分布分析中，如果发现某一种疾病的发病率异常高，就可以进一步探究原因，并采取相应的措施进行干预。

第六步：探索信息内部的特征和规律。在这一步骤中，用户借助交互式数据分析工具进行深入的数据探索。这些工具允许用户进行个性化的数据查询和操作，如过滤特定类型的文献、查看详细的关联规则等，从而揭示中医药领域的信息内部特征和规律。通过对挖掘结果的不断探索和验证，用户能够发现新的知识，形成新的假设，为中医药的研究和实践提供有力的指导。例如，在探索中药方剂的配伍规律时，用户可以通过交互式工具筛选出具有特定疗效的方剂，并进一步分析其组成药物之间的关联规则，从而为中药新药的研发提供灵感。此外，用户还可以通过探索性数据分析发现中医药在临床应用中的新趋势和新模式。例如，在研究某种疾病的中医治疗方法时，用户可以通过分析大量的临床文献，发现某种特定的中医疗法在治疗该疾病方面的优势，从而为临床实践提供参考。这种探索性数据分析不仅可以增强用户对数据的理解，还可促进知识的创新和应用的深化。它可以帮助研究人员和临床医生更好地了解中医药的内在规律，提高中医药的研究水平和临床疗效。

第二节　中医药知识图谱构建

一、中医药知识图谱的概念

知识图谱是利用图学、应用数学及信息科学等学科的理论和方法，通过图谱以结构化的方式描述客观世界中的概念、实体及其关系，形象地展示学科的核心结构、发展历史、前沿等的语义知识库。知识图谱作为一种综合性、多学科交叉的研究方法，其在中医药领域的应用具有深远意义和广阔前景。中医药知识图谱的构建和应用不仅能够推动中医药的现代化进程，还能为中医药的传承和发展提供强有力的支持。

在中医药知识图谱的构建过程中，首先需要收集和整理大量的中医药相关数据，包括中医药文献、古籍、临床实践案例、药物信息、疾病信息等。然后，通过对这些数据进行挖掘和分析，提取出中医药领域中的各种知识，如药物、疾病、方剂、证候等，以及它们之间的关联关系。这些知识将被用来构建中医药知识图谱，形成一系列不同的图形，以可视化的方式展示中医药知识的发展进程和结构关系。

中医药知识图谱具备动态性、空间性、知识依赖性、关联性等特征，能够清晰地展示中医药知识单元或知识群之间的网络、结构、互动、交叉、演化或衍生等复杂关系。这有助于深入理解中医药领域的知识体系，挖掘中医药知识的内涵和特点，为中医药的研究和应用提供更深入的理解和更有效的支持。

此外，中医药知识图谱的应用还可以进一步扩展到中医药教育、中医药文化传播、中医药产业发展等方面。在中医药教育中，知识图谱可以作为一种教学工具，帮助学生更加直观地理解和掌握中医药知识；在中医药文化传播中，知识图谱可以作为一种传播媒介，提高中医药知识的传播效率，促进中医药文化的传承和发展；在中医药产业发展中，知识图谱可以作为一种产业分析工具，为中医药企业和机构提供市场调研、产品研发、产业规划等方面的支持和参考。

二、中医药知识图谱分析方法

中医药知识图谱的绘制涉及多种研究方法和技术，主要包括文献计量方法、统计分析方法和数据挖掘方法。

（一）文献计量方法

文献计量方法关注中医药文献的数量、质量、结构、分布等方面的定量分析，以此来揭示中医药领域的研究热点、研究趋势和发展方向。例如，分析某段时间内中医药论文的发表数量、引用次数、作者合作网络等，可以了解中医药领域的研究动态和学术影响力。文献计量方法主要包括以下内容。

1. 引文分析方法

中医药引文分析方法是利用数学、统计学及逻辑方法，对中医药学术期刊、论文、著者等对象的引用与被引用现象进行分析，以揭示其数量特征和内在规律的一种文献计量分析方法。中医药引文分析大致可分为以下三种类型。

（1）中医药引文数量研究 这种研究方法主要用于对中医药领域的科学家、出版物和科研机构的定性和定量评估。通过分析引用数量，可以了解中医药领域各个研究方向的活跃程度，以及各个科学家、机构和出版物在领域内的影响力。

（2）中医药引文结构研究 这种研究方法主要关注中医药学术领域的网状或链状关系，揭示中医药科学的发展脉络和联系。通过分析引文结构，可以了解中医药领域的研究热点、研究趋势以及不同研究方向之间的关联性。

（3）中医药引文主题研究 这种研究方法主要用于揭示中医药科学的结构，以及进行相关信息检索。通过分析引文主题，可以了解中医药领域的研究主题、研究方法和研究范畴，为中医药科研人员提供有益的参考信息。

2. 共被引分析方法

中医药共被引分析是将共被引理论融入中医药研究领域的创新方法。该方法专注于探讨两篇中医药文献被一同引用的现象，从而揭示文献之间的学术联系。在中医药共被引分析的视角下，若两篇中医药文献频繁地一同出现在其他文献的参考文献列表中，这表示它们在研究主题、理论见解或学术贡献上存在某种程度的契合。共被引强度，也称共被引频率，量化了这两篇文献在中医药研究领域的紧密联系。共被引强度的提升，表示这两篇文献在学术交流中的互动更为频繁和深入。

在构建的中医药共被引图谱中，每一个节点代表着一篇独立的中医药文献。当两篇文献的共被引强度达到或超过预设的阈值，节点之间便会绘制出一条连线，象征着它们之间的学术纽带。这种可视化手段极大地增强了对中医药文献网络结构和相互关系的理解。

中医药共被引分析的应用主要体现在以下几个层面：作者共被引分析：该方法通过考察中医药领域内不同作者之间的共被引关系，能够揭示学术团队的组织结构、研究方向分布，以及评估作者在中医药研究领域的地位和影响力；期刊共被引分析：分析中医药相关期刊间的共被引关系，有助于认识各期刊的学术地位、专长领域及其在学术界的影响力，为研究者选择合适的期刊发表成果提供重要依据。

3. 耦合分析方法

中医药耦合分析是一种基于文献耦合关系的研究方法，它通过对中医药文献之间共享的参考文献进行分析，来揭示文献、期刊、作者和学科之间的主题和内容相似性。在中医药研究领域，耦合分析作为一种重要的学术工具，旨在探索几篇文献因共同引用了相同的参考文献而形成的耦合关系。这种关系表明，具有相同参考文献的文献可能在研究主题、理论基础或方法论上存在相似性。

在中医药文献耦合分析中，关注的是多篇中医药文献共同引用的参考文献数量，即耦合强度。耦合强度越大，表明这些文献在研究内容上的相似性越高，它们之间的学术联系也更为紧密。通过文献耦合分析，可以发现中医药研究领域内的相似研究主题；确定核心文献，即那些被广泛引用的文献，它们可能在领域内具有重要的影响力；构建中医药研究的知识网络，为后续研究提供参考。

中医药期刊耦合分析通过考察不同中医药期刊共同引用的参考文献，来评估期刊之间的相似性和相关性。这种分析有助于识别中医药领域的相关期刊，为研究者选择合适的期刊投稿提供依据；同时有助于分析期刊的学术地位和影响力，为期刊的评价和排名提供参考。

中医药作者耦合分析关注的是不同作者在其研究中共同引用的文献。这种分析可以揭示中医药研究中的学术团队和合作网络，识别领域内的权威作者和潜在的合作者。

中医药学科耦合分析探讨的是不同学科之间在中医药研究中的交叉和融合。这种分析有助于理解中医药与其他学科之间的相互作用和影响，促进跨学科研究，推动中医药研究的创新发展。

4. 词频分析方法

中医药词频分析是一种基于齐普夫定律的文献内容分析方法，它通过对中医药文献中的关键词进行频率统计，揭示研究的热点、趋势和知识结构。这种方法包括标题关键词词频分析、摘要词频分析、内容词频分析、引文词频分析和混合词频分析等，每种分析都能从不同角度提供对中医药研究的深入洞察。例如，标题和摘要词频分析有助于快速识别研究热点和趋势，而内容词频分析则能挖掘文献中的核心概念和技术方法。

中医药词频分析的应用非常广泛，它不仅能够识别科学前沿主题领域，还能追踪研究的发展趋势，为科研人员提供研究方向。同时，通过构建知识图谱，词频分析有助于理解中医药领域的知识结构和发展脉络，为学术影响力的评估提供依据。混合词频分析则提供一个多维度的视角，全面考察中医药研究的特点，包括主题的多样性和交叉性，以及学术趋势的演变。

5. 共词分析方法

中医药共词分析是一种基于内容分析的研究方法，它通过统计一组关键词在中医药文献中共同出现的频率，进而对这些关键词进行聚类分析，以揭示学科和主题的结构变化。在这一过程中，首先选取与中医药研究紧密相关的关键词，形成共词矩阵，该矩阵记录关键词间的共现关系，反映它们在文献中的相互联系和学术重要性。然后，通过聚类分析，这些关键词被划分为不同的共词文献簇，每个簇代表一个特定的研究子领域或主题，展现中医药学科内部的知识结构和研究重点。

利用共词分析法结合可视化技术，如网络图和聚类树状图，可以系统而直观地进行主题分析，深入了解中医药学科的结构、研究热点、前沿话题及新趋势。这种分析不仅为研究者提供一个全面审视中医药领域的视角，而且有助于预测学科的未来发展，更有效地整合研究资源，促进学术交流，为科研决策、中医药教育和临床实践提供参考。

6. 链接分析方法

中医药链接分析结合了图计算、拓扑学和文献计量学的方法，以深入探讨中医药网络文献之间的连接关系和网络结构。通过分析网页、目录、域名和站点等文档的链接模式，这种方法不仅可以揭示中医药知识的分布和传播路径，还能评估学术影响力，与文献计量学中的引文分析有着相似的原理。运用图论算法和拓扑学知识，可以识别网络中的关键节点和结构特征，结合社会网络分析，绘制出中医药信息知识图谱，展示合作关系和知识流动模式。

中医药链接分析的应用，为研究者提供理解网络信息结构、追踪知识演化规律和预测研究趋势的强大工具。它通过量化链接频率和密度等指标，展现中医药领域的网络信息分布，系统而全面地揭示中医药网络信息的特点，促进中医药知识的传播和创新，为学术评价和科研决策提供新的视角和数据支持，推动学科的发展。

（二）统计分析方法

在中医药领域的科学知识图谱构建中，所使用的统计分析方法主要是多元统计分析。多元统计分析是传统统计学的一个重要分支，它专注于分析多个对象或指标之间的相互关系和统计规律。在中医药研究中，这种分析方法特别适用于处理复杂的数据集，其中涉及多个变量或指标的同时考量。

维度降低技术是多元统计分析的一个核心特征，它在中医药领域的应用尤为关键。从几何学的角度来看，这一技术可以将高维空间中的数据目标投影到低维空间，便于更直观地分析和理解数据结构。在中医药科学知识图谱构建的统计分析方法中，主要包括以下两个方面内容。

1. 因子分析

中医药因子分析是一种利用少数几个潜在因子来描述众多中医药指标间关系的多元统计分析方法。它通过将密切相关的变量归为一类，每一类作为一个因子，从而用较少的因子反映原始数据的大部分信息。在中医药研究中，这种方法能够从复杂的数据中提取关键信息，如识别中药成分的生物活性或疾病症状的相关性，进而简化数据结构，便于分析和理解。具体应用时，因子分析通过数据收集、变量相关性分析、因子提取与旋转、因子命名与解释等步骤，帮助研究者揭示数据背后的潜在结构和规律，识别影响治疗效果的关键因素，并指导中药配方设计、理解疾病机制或优化治疗方案。这种方法可提高中医药研究的效率和准确性，从繁杂的数据中提取出有价值的信息。

2. 多维尺度分析

中医药多维尺度分析是一种揭示文献或作者间相似度的统计分析方法，它通过将高维数据降维至低维空间，以平面图上的距离来直观展示中医药领域内的学术关系。这种方法使得复杂的学术网络变得直观，帮助研究者快速识别出不同文献或作者之间的联系，以及它们在知识结构中的地位。然而多维尺度分析在确定学术群体边界和数目方面不够精确，因此需要与因子分析相结合，以提升分析的准确性。结合因子分析的结果，中医药多维尺度分析能够更有效地绘制知识图谱，细化学术群体的分类，并明确它们的边界。通过收集数据集、计算相似度矩阵、应用多维尺度分析算法转换坐标，并分析低维空间中的点分布，研究者能够深入理解中医药领域的知识结构，发现研究热点，识别关键学者和有影响力的文献。

（三）数据挖掘方法

在中医药领域，数据挖掘是一种关键的技术手段，它涉及从海量的中医药数据中通过算法提取和挖掘出未知的、有价值的模式和规律。这一复杂过程对于理解中医药的内在机制、发展新的治疗方法以及优化临床决策具有重要意义。科学知识图谱的绘制利用多种数据挖掘方法来揭示中医药知识的结构和演变。常用的数据挖掘方法包括聚类分析、数据可视化和社会网络分析。

1. 聚类分析

中医药聚类分析是一种利用聚类分析技术对中医药文献进行分类和分析的方法。这一方法通过预处理、词向量构建、特征向量空间模型构建和聚类分析等步骤，将文献数据对象集合分成相似的对象类。在中医药研究中，同一簇内的文献在研究主题、理论观点或学术贡献上存在相似性，而不同簇之间的文献则具有较大的差异。

具体来说，中医药聚类分析的过程包括以下几个步骤：首先，对中医药文献进行分词和去停词等预处理，以提高聚类分析的准确性。其次，将处理后的文献转化为词向量，并通过赋予每个词条不同的权重来表示一篇文献，形成特征向量。这些特征向量共同构成特征向量空间模型。在该模型中，应用聚类分析技术将文献分为不同的簇。最后，通过聚类分析结果，研究者可以发现中医药研究中的相似文献群体，揭示研究热点、发展趋势和前沿领域，为中医药研究提供新的研究方向和视角。

2. 可视化分析

中医药数据可视化分析是一种将中医药领域的抽象数据转换为图形图像等可视化形式的方法，便于分析数据、发现规律和支持决策。这种方法能够帮助研究者更直观地理解和分析中医药数据，从而推动中医药研究的深入和发展。常用的中医药数据可视化算法包括自组织特征映射网络和寻径网络图谱。

自组织特征映射网络是一种基于神经网络的算法，它通过将高维中医药数据映射到低维空间进行聚类，并保持一定的拓扑有序性。在中医药研究中，SOFM 算法可以帮助研究者识别出相似的中医药概念或实体，并揭示它们之间的关联性。寻径网络图谱则是通过对不同的中医药概念或实体间联系的相似或差异程度进行评估，应用图论中的原理和方法来生成一类特殊的网状模型的算法。通过这种算法，研究者可以更好地理解中医药领域的知识结构和关系网络。

3. 社会网络分析

中医药社会网络分析是一种将中医药领域的研究人员、机构、期刊等视为网络中的节点，通过分析他们之间的合作关系、学术交流等联系来揭示学术合作网络的结构和发展趋势。这种方法关注的是成员之间的联系而非个体特征，将共同体视为由人们在日常生活中建立、维护并应用的个人关系的网络。

在中医药研究中，社会网络分析的应用体现在：科学合作网络研究，通过分析中医药研究人员之间的合作关系，可以揭示学术合作网络的结构，识别出核心研究者、合作紧密的研究团队，以及潜在的合作机会；合作网络结构与发展展示，利用可视化技术，中医药社会网络分析能够清晰地展示合作网络的结构和发展趋势，为研究者提供一个直观的视角来理解中医药领域的学术合作模式。

▌三、中医药知识图谱构建工具

（一）统计分析软件

1.SPSS 软件

SPSS 软件，即 statistical package for the social sciences，是一款在全球范围内广泛应用的统计分析工具，自 1968 年推出以来，已成为社会科学、自然科学乃至商业分析等多个领域中的数据处理和统计分析平台。该软件以其直观的图形用户界面、无须编程即可操作的便利性、强大的统计分析能力、高效的数据接口及模块化的功能设计而著称。

SPSS 软件的核心优势在于其全面而深入的统计分析功能，能够满足从基础描述性统计到高级多变量分析的多种需求。软件内置了丰富的统计模块，包括但不限于回归分析、方差分析、时间序列分析、因子分析、聚类分析等，这些功能为研究者提供了处理复杂数据集的强大工具。此外，SPSS 的扩展模块进一步增强了其在特定领域，如生存分析、多重响应分析、复杂抽样设计等方面的能力。SPSS 的数据管理功能同样出色，它允许用户轻松地进行数据清洗、转换和合并，支持多种数据文件格式，包括文本、Excel、Access、SAS 等，使得数据导入和导出变得异常简便。软件还提供了数据验证和数据质量评估工具，确保分析前的数据准确性和可靠性。在图表绘制和结果展示方面，SPSS 提供了丰富的图形选项，包括高分辨率的饼图、条形图、直方图、散点图和三维图形等。SPSS 的图形构建器功能进一步简化了图表的创建和编辑过程，使得非专业用户也能轻松生成专业水准的图表。SPSS 的另一个显著特点是它的多语言界面支持，包括中文在内的多种语言，极大地降低了非英语母语用户的学习门槛。此外，SPSS 的编程功能，通过其命令语法，允许高级用户进行复杂的统计分析流程的自动化，提高了数据分析的效率和可重复性。

SPSS 软件在中医药领域的应用极为广泛，其功能覆盖了从临床研究数据分析到药物代谢动力学与药效学研究的各个方面。在中医药知识图谱构建过程中，SPSS 软件以其全方位的数据处理和分析能力发挥着重要作用。从数据的预处理开始，SPSS 的数据管理功能便确保原始数据的清洗、转换和标准化，同时，其探索性分析能力，如描述性统计和分布检验，为数据的深入理解提供支持。进入知识提取阶段，SPSS 的统计分析工具箱，包括主成分分析、因子分析和路径分析等，可进一步揭示中药成分、疾病、症状之间的复杂联系，从而在知识图谱中精确地构建出节点和边。在知识验证和优化阶段，SPSS 的模型诊断和假设检验功能，如残差分析和模型比较，为知识图谱的有效性和稳定性提供严格评估。其高级图表功能在这里同样发挥关键作用，通过生成网络图、散点图、平行坐标图和雷达图等，不仅直观展示图谱结构，还揭示了元素间的深层次关系。

2.SAS 软件

SAS 软件，即 statistics analysis system，是一款大型集成应用软件系统，广泛应用于金融、医疗卫生、生产、运输、通信、政府、科研和教育等多个领域。SAS 系统集成了数据访问、数据管理、数据分析和数据显示等多种功能，被誉为国际上数据处理和统计分析领域的标准软件系统。它包含多个模块，每个模块负责完成特定的任务，如 SAS/BASE（基础统计分析）、SAS/STAT（广泛统计分析）、SAS/QC（质量管理分析）、SAS/OR（运筹决策分析）、SAS/ETS（时间序列分析）、SAS/IML（矩阵运算）、SAS/GRAPH（图形）、SAS/ACCESS（外部数据库接口）和 SAS/ASSIST（面向任务的通用菜单驱动界面）等。此外，SAS 系统还提供了 LAB 和 INSIGHT 两个模块，用于用户通过图形界面和菜单直接进行统计分析。SAS 软件的主要特点包括：使用灵活方便，功能齐全；强大的编程能力；数据处理与统计分析一体化。

在中医药研究领域，SAS 软件作为一种数据处理与分析工具，在构建知识图谱方面的应用具有以下特点。首先，SAS 软件能够对中医药文献、病例资料及药物成分等数据进行整合与管理，为知识图谱的构建提供数据支持。其次，软件的分析功能有助于揭示药物与疾病、症状之间的关联，并在疾病预测与分类方面提供辅助。在知识表示与推理方面，SAS 软件能够支持中医药本体的构建，促进知识的逻辑表达与利用。再次，软件的可视化功能使得知识图谱的展示更为直观，便于研究人员进行分析。最后，SAS 软件的应用有助于推进中医药研究，包括药效学、方剂配伍、疾病诊断及个性化治疗等领域。

3.MATLAB 软件

MATLAB，即 matrix laboratory，是一款商业数学软件，它提供了一种高级技术计算语言和交互式环境，适用于算法开发、数据可视化、数据分析及数值计算等多种技术计算需求。该软件的特点包括简洁紧凑的编程语言、丰富的运算功能、结构化的控制语句、较高的程序设计自由度、强大的图形处理能力，以及良好的开放性和可扩展性。MATLAB 通过其核心功能及附加的工具箱，为用户提供了广泛的数学函数和专门领域的工具，这些工具箱分为功能性工具箱和学科性工具箱，覆盖了从基本的数值运算到复杂的系统模拟等多个层面。

在中医药知识图谱构建方面，MATLAB 的应用表现出了其多功能性和适用性。该软件能够对中医药领域的大量数据进行高效的处理和分析，支持研究人员从中药材成分、药效、病例等数据中提取有用信息。通过 MATLAB 的文本分析和机器学习工具箱，可以自动化地完成中医文献的知识抽取和整合，进而构建出详尽的中医药知识图谱。MATLAB 的图形和可视化工具使得知识图谱的展示更加清晰，有助于研究人员理解复杂的中医药理论体系。MATLAB 的交互式环境还允许研究人员进行深入的数据探索，从而揭示中医药知识图谱中的潜在模式和关联，为中医药的科学研究和技术创新提供了客观、系统的支持。

4.R 语言

R 语言是一种广泛应用于数据分析领域的编程语言和环境。它支持多种操作系统，包括 UNIX（FreeBSD 和 Linux）、Windows 和 MacOS。R 语言的核心功能包括数据存储和处理、数组运算、统计分析、统计制图及编程。其语法与 C 语言相似，但在语义上属于函数式编程语言。R 语言提供了命令行界面，同时也支持图形用户界面。与 MATLAB、SAS、SPSS 等软件相比，R 语言在数据处理、数组操作、数据分析工具、图形统计和编程语言特性等方面更具个性特色。它是一种面向对象的统计编程语言，与其他编程语言和数据库具有良好的兼容性，且作为开源软件，拥有丰富的在线资源和程序包。

在中医药知识图谱构建的应用中，R 语言提供了多种工具和方法。它能够处理和清洗中医药数据，支持统计分析以挖掘知识关系，并通过图形功能直观展示知识图谱。R 语言的机器学习算法可用于模型训练和优化，而自定义函数则支持知识图谱的推理和预测。CRAN 提供了大量程序包，为中医药知识图谱构建提供了丰富的资源。

（二）信息可视化软件

1.CiteSpace 软件

CiteSpace 是一款在科学计量学领域具有广泛应用的文献分析工具，科研人员常用其识别和分析科学领域的发展趋势与模式。这款工具采用 Java 语言开发，能够处理庞大的文献数据集，并将这些数据通过时间序列的视角进行呈现，为研究者提供了一种独特的方式，去观察和理解特定研究领域的发展脉络和演变历程。利用 CiteSpace，研究人员可以追踪和分析学术文献中的引用模式，探索不同研究主题的兴起和消退，以及研究前沿的动态变化。通过对文献数据的深度挖掘，CiteSpace 帮助科研人员在复杂的信息海洋中找到方向，为科研决策提供有力的数据支持。

CiteSpace 作为一种先进的科学文献分析工具，其核心功能涵盖了多维度的深入分析，包括但不限于作者、期刊、关键词、国家/地区、机构等关键要素。CiteSpace 提供的核心分析功能包括合作网络分析、共现分析、共被引分析、耦合分析和双图叠加分析等，但针对不同数据库可供分析的功能有所不同。CiteSpace 针对各个数据库导出的数据支持的分析功能如表 6-1 所示。

表 6-1　CiteSpace 针对各个数据库可供分析的功能

数据源 ＼ 功能	合作网络分析			共现分析			共被引分析			耦合分析	双图叠加分析
	作者	机构	国家/地区	关键词	术语	领域	文献	作者	期刊		
Web of Science	√	√	√	√	√	√	√	√	√	√	√
Scopus ☆	√	√	√	√	√	×	√	√	√	√	√
Derwent ☆	√	×	×	√	√	√	√	√	×	×	×
CNKI ☆	√	√	×	√	×	×	×	×	×	×	×
CSSCI ☆	√	√	×	√	×	√	×	×	×	×	×
CSCD	√	√	×	√	√	×	√	√	√	√	×
RCI	×	×	×	√	√	×	×	×	×	×	×
KCI	×	×	×	√	√	×	×	×	×	×	×

注：√为能分析的功能，×为不能分析的功能，或不推荐分析的功能。☆的数据需要经过 CiteSpace 的转换。CSCD：Chinese science citation database。RCI：Russian citation index。KCI:Korean citation index。

CiteSpace 在中医药知识图谱构建中的应用是多方面的，能有效地揭示中医药研究的热点领域和趋势变化。通过时间序列分析，CiteSpace 能够追踪中医药研究的历史发展轨迹，观察关键词、作者、机构等关键要素的演变过程，从而展现中医药知识的演进。合作网络分析功能可以进一步识别核心研究团队和主要合作机构，促进学术交流和合作研究的深入。共现分析的应用挖掘文献中关键词的共现关系，揭示研究主题的结构和内涵，而共被引分析则通过文献引用关系展现知识流动和学术影响，帮助识别关键文献和有影响力的研究。此外，文献耦合分析等手段还可探索不同研究主题之间的关联性，进一步丰富和细化中医药领域的知识结构。

2.Pajek 软件

Pajek 软件是一款专注于复杂网络分析和可视化的工具，具有强大的网络构建和分析能力。Pajek 提供了一套高效的算法，能够处理包含数万个节点的大型复杂网络，其算法的时间复杂度低于 $O(m^2)$，确保了在处理大规模数据时的速度和效率。此外，Pajek 的用户界面设计人性化，支持快速绘制网络图，并允许用户进行自动或手动的精细调整，以便更直观地理解网络结构。

在中医药知识图谱构建领域，Pajek 软件的应用主要体现在以下几个关键方面。首先，它能够分析中医药领域的多种复杂关系，如合著网络、药物相互作用网络、病因病机网络等，从而揭示中医药内部的复杂联系和相互作用。其次，Pajek 的可视化功能使得中医药知识图谱中的关系得以直观展示，有助于研究者快速把握领域内的知识结构。最后，通过 Pajek 软件的深入分析，研究者能够挖掘出中医药知识图谱中的潜在知识关联，为中医药的研究和临床实践提供新的视角和思路。

3.Ucinet 软件

Ucinet 软件是一款专业的网络分析工具，该软件以其强大的功能和灵活的操作界面而著称，能够处理复杂的网络数据，提供了一系列的网络算法和数据管理工具。用户通过嵌套菜单系统可以方便地访问和执行各种功能，如凝聚群体检测、中心度测量等，从而深入分析网络结构。Ucinet 还集成了 NetDraw、Mage、Pajek 等软件，支持多维数据分析，使得用户能够从不同角度探索网络特性。

在中医药知识图谱构建的过程中，Ucinet 软件的应用能够有效地构建药物、疾病、症状等实体之间的关联网络，帮助研究者揭示中医药理论中的复杂关系和作用机制。通过 Ucinet 的分析，可以识别出中医药网络中的关键节点和群体，为药物组合的研究和疾病分类提供科学依据。中心度分析有助于确定中医药治疗中的核心元素，为临床实践提供指导。

4.HistCite 软件

HistCite 是一款引文编年可视化系统。该软件提供文献列表分析功能，并通过可视化工具帮助用户理解科研文献之间的关系。HistCite 的主要功能包括识别关键文献、展现研究领域的历史和发展、分析文献作品数量与引用比率。软件以 HTML 格式在 Web 浏览器中展示数据，便于用户查看和分析。

在构建中医药知识图谱的过程中，HistCite 能够帮助识别中医药领域的核心文献，包括对该领域发展有显著影响的文献、高被引作者和期刊，以及相关关键词。这一功能为知识图谱的构建提供关键信息。HistCite 还可通过创建历史图表和作者发展图，展现中医药研究的历史脉络和发展趋势，有助于理解领域内的研究动态。此外，利用 HistCite 分析文献数量和引用比率，可以为知识图谱中的知识点权重分配提供依据。

5.VOSviewer 软件

VOSviewer 可视化软件可提供多种视图模式，包括标签图、密度图和聚类云状图。该软件支持基于不同类型数据（如网络文件、文献数据和文本数据）的可视化分析，并能与多种数据源兼容。VOSviewer 的主要功能包括构建和分析合作网络、共现网络、引证网络等，以及进行耦合分析和共被引分析。

在中医药知识图谱构建方面，VOSviewer 的应用包括文献计量分析、合作网络构建、关键词共现分析和主题演化分析。它能够对中医药领域的文献进行多维度的计量分析，揭示作者、关键词和引用之间的关系，构建合作网络以展示研究团队和合作伙伴。此外，VOSviewer 通过关键词共现分析，帮助研究者发现热门关键词和主题，提供研究方向。软件的主题演化分析功能则揭示了关键词的演化趋势，可追踪学科的发展历程。

6.Neo4j 软件

Neo4j 是一款原生图数据库管理系统，采用图数据结构存储和查询数据，具有可视化、可扩展的特点。它提供了丰富的可视化工具，如 Neo4j Browser、Neo4j Bloom 和 Neo4j Data Browser，使用户能够直观地查看、分析和探索图数据。同时，Neo4j 还支持 Cypher 查询语言，该语言专门为图数据库设计，支持复杂的图查询和操作。

Neo4j 图数据库被广泛应用于中医药专题领域知识图谱的构建中，它能够将疾病、证候、症状、治法、方剂、药物等中医药核心概念及其复杂关系以图形方式存储和展示。通过从中医药文献、数据库及临床医案中提取实体信息及其关系，导入 Neo4j 中，可构建中医药专题领域知识图谱。该图谱不仅支持快速检索特定节点（如疾病、药物）的相关信息，还能基于路径发现临床表现与方剂、中成药之间的关联，实现个性化药物疗法推荐。同时，Neo4j 提供的可视化工具使得知识图谱中的节点和关系一目了然，便于分析中医药领域的知识规律和模式。

第三节　基于知识图谱的中医药研究可视化分析实例

▌一、分析工具的选择与下载安装

本节以分析工具 CiteSpace（6.3.R1 Basic）为例，介绍下载与安装方法。

（一）分析工具下载安装

为了确保 CiteSpace 软件能够顺畅运行，用户需在安装 CiteSpace 之前先行安装 Java 环境。用户需根据自己的计算机系统是 32 位还是 64 位来选择恰当的 Java 版本。可以通过点击桌面上的"我的电脑"或"此电脑"图标，然后选择"属性"来确认自己的计算机位数。完成 Java 软件的下载后，双击安装文件，并遵循屏幕上的指示完成 Java 的安装过程。

安装 Java 之后，可以依照以下步骤下载并安装 CiteSpace 软件。

在访问 CiteSpace 的官方下载页面，用户可以通过访问链接找到 CiteSpace 软件。在 CiteSpace 的下载选项中，找到并点击"6.3.R1 Basic (2.14.2024 – 12.31.2025)"的链接，进入相应版本的文件夹，如图 6-1 所示。CiteSpace 提供了两种不同的安装文件格式：CiteSpace–6.3.1.msi 和 CiteSpace–6.3.1.dmg。请根据自己的操作系统选择合适的格式进行下载。在本例中，我们选择 .msi 格式的安装文件。用户在确保自己的计算机连接到互联网的情况下，双击下载的 CiteSpace-6.3.1.msi 文件来启动安装向导。随后，CiteSpace 会自动下载并安装所需的相关文件。用户只需按照屏幕上的指示操作，直至安装完成。

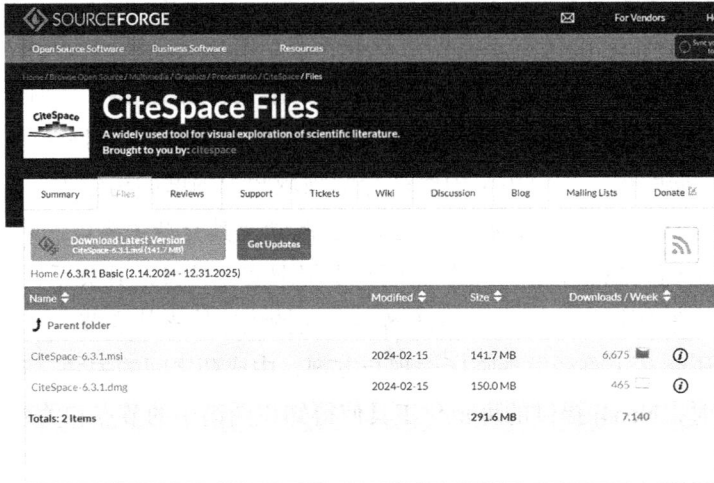

图 6-1　CiteSpace 软件的下载界面

（二）CiteSpace 界面介绍

CiteSpace 主界面可划分为四大核心功能区，它们分别是：①菜单栏、②工程区、③运行进度区及④功能选择区，见图 6-2。

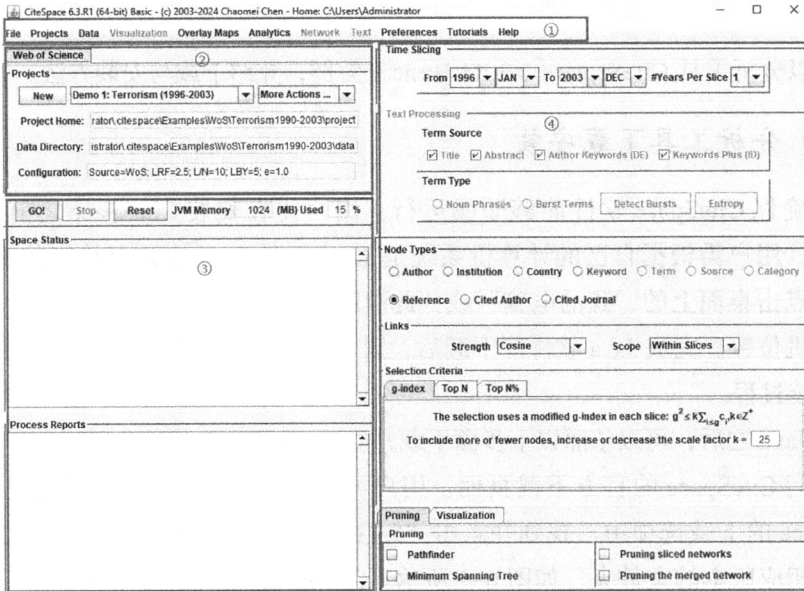

图 6-2　CiteSpace 主界面

1. 菜单栏

菜单栏中包含有 File（文件）、Project（项目）、Data（数据）、Visualization（可视化）、Overlay Maps（图层叠加）、Analytics（分析）、Network（网络）、Text（文本）、Preferences（偏好）、Tutorials（教程）及 Help（帮助）。具体各个菜单的主要功能如下：

File：主要用于保存当前的功能界面参数和退出软件。

Projects：新建项目和展示现有分析的项目。

Data：输入/输出数据。

Visualization：读取 CiteSpace 分析得到的可视化文件。

Overlay Maps：实现期刊的双图叠加分析。

Analytics：作者的合著分析、作者的共被引分析、文献的共被引分析、期刊的共被引分析等。

Network：对网络文件的可视化。

Text：对文本文件处理的一些高级功能。

Preferences：用户使用 CiteSpace 相关功能的偏好设置。

Tutorials：教学视频。

Help：CiteSpace 版本更新、CiteSpace 主页链接和一些操作视频等。

2. 工程区

工程区主要是新项目的建立、编辑和删除。选择新建项目或修改项目时，会出现修改所建项目参数的页面。一般情况下，必须设置的参数有设置项目名称、导入"project"及"data"路径、保存。其他参数无须改动，保持默认即可。

3. 运行进度区

运行进度区包括两个动态数据过程显示功能区，其中 Space Status 显示了根据参数设置计算网络的时间切片上的分布情况，Process Report 显示数据处理中的动态过程及网络处理后的整体参数。

4. 功能选择区

功能选择区主要包含 Time Slicing（时间切片）、Text Processing（文本处理）、Node Types（节点类型）、Links（链接）、Selection Criteria（节点筛选方式）、Pruning（精简）和 Visualization（可视化）几个部分。

Time Slicing：对将要分析的数据进行时间分割，默认为 1 年一分割。

Text Processing：文本处理主要功能包含词汇来源和名词短语类型的选择。词汇来源提取位置包含标题、摘要、作者关键词及增补关键词。名词短语类型是对共词分析类型的补充分析。此外，在文本处理中也可以对主要的名词术语进行热点探测和信息熵分析。

Node Types：在节点类型中，作者（Author）、机构（Institution）及国家（Country）用来进行科研合作分析；关键词（Keyword）、术语（Term）、来源（Source）、学科

（Category）用来进行共现网络分析；被引文献（Reference）、被引作者（Cited Author）、被引期刊（Cited Journal）用来进行共被引分析。

Links：Links 参数主要用于网络节点关联强度的计算，CiteSpace 提供了四种用于计算网络中连接强度的方法，分别为 Cosine、PMI、Dice 和 Jaccard 方法，范围选择包括时间切片内（Within Slices）和时间切片之间（Across Slices）。

Selection Criteria：用来设定在各个时间段内所提取对象的数量，提取最具影响力的数据进行可视化，共包括三个选项，其中 g-index 是 g 指数分析；Top N 是分析每个时间切片内频次排名前 N 的文献；Top N% 是分析每个时间切片内频次排名前 N% 的文献。

Pruning：对形成的网络进行裁剪，去除不重要的节点和连线，使得网络中重要的节点和连线更加清晰，便于解读图谱。提供两种裁剪方法 Pathfinder（寻径网络算法）、Minimum Spanning Tree（最小生成树算法）和两种裁剪策略 Pruning Sliced networks（对每个切片的网络进行裁剪）、Pruning the merged network（对合并后的网络进行裁剪）。

Visualization：对可视化结果进行设置，默认为 Cluster View-Static（静态聚类视图）与 Show Merged Network（显示分析的整体网络），也可选择 Cluster View-Animated（动态聚类视图）和 Show Networks by Time Slices（显示各个时间切片的图谱）。

二、中医药文献数据选择与采集

（一）数据来源确定

本可视化分析案例的数据来源于 Web of Science 核心合集。

（二）采集策略制定

本案例选取标题中含有"acupuncture"和"cancer"的研究论文进行可视化分析。使用 Web of Science 数据库"高级检索"功能，来源数据库选择 Web of Science 核心合集，输入检索式"TI=(acupuncture) AND TI=(cancer)"进行检索，如图 6-3 所示。

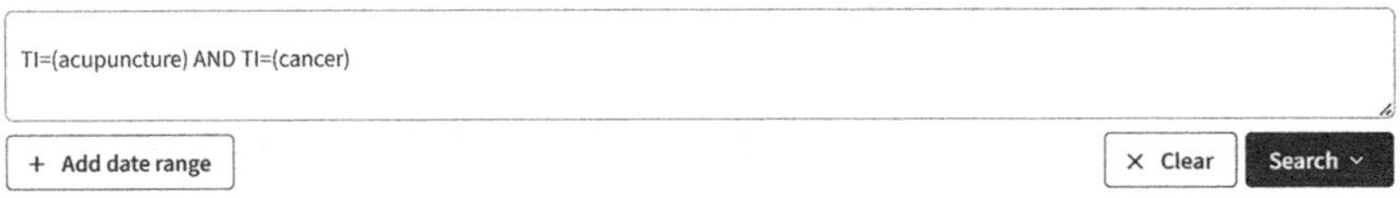

图 6-3　数据采集检索式

（三）数据处理与项目参数设置

检索共得到 498 篇文献，如图 6-4 所示。

Advanced Search ›　Results for (TI=(acupuncture)) AND TI=(cancer)

498 results from Web of Science Core Collection for:

(TI=(acupuncture)) AND TI=(cancer)　　　　　　　　　　　　🔗 Copy query link

+ Add Keywords　　Quick add keywords: ⟨　+ acupuncture　+ postoperative gastrointestinal dysfunction　+ cancer-related insomnia　+ wrist-ankle acupuncture　+ auricu ⟩

498 Documents　　You may also like...　　　　　　　　　　　Analyze Results　Citation Report　Create Alert

Refine results　　Export Refine　　☐ 0/498　Add To Marked List　Export ⌄　　　　　　Relevance ▾　⟨　1　of 10　⟩

Search within results...

Quick Filters　　　　　☐ 1　Acupuncture for Cancer Survivors

☐ 🏆 Highly Cited Papers　2　　Vishnu, KS; Williams, R and Sivakumar, A
☐ 📄 Review Article　116　　Sep 2021 | JAMA ONCOLOGY ▾　7 (9) , pp.1399-1399　　　　　4
☐ ⏱ Early Access　4　　View full text　···　　　　　　　　　　　　　　　　References

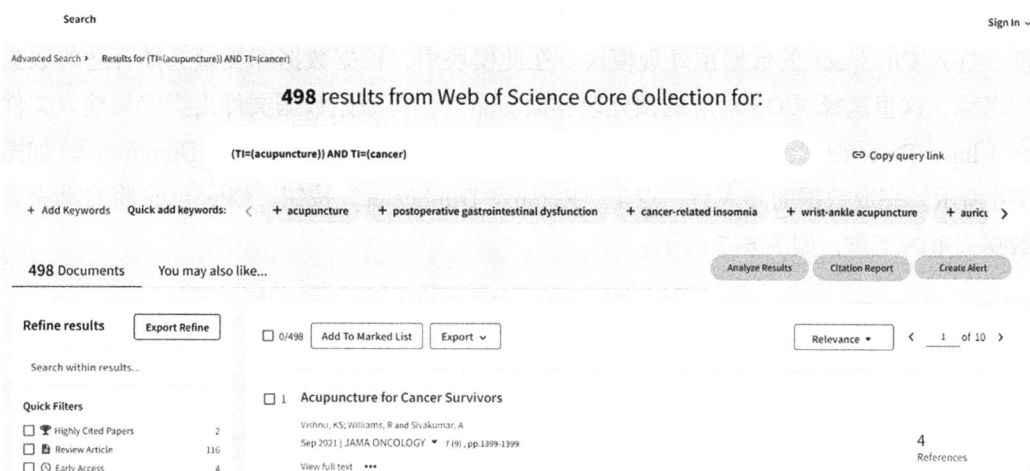

图 6-4　数据检索结果页面

接下来将 498 条数据进行导出，在导出功能区选择"Plain text file"进入数据的导出页面，在数据导出页面中，对导出的参数进行设置。首先，在记录选项中选择"Records from"输入"1 to 498"，记录内容中选择"Full Record and Cited References"，点击导出"Export"，则可导出所需数据，导出页面设置见图 6-5。按照 CiteSpace 可识别的名称，将数据文件命名为"download_xxx"，这里命名为"download_1–498"。

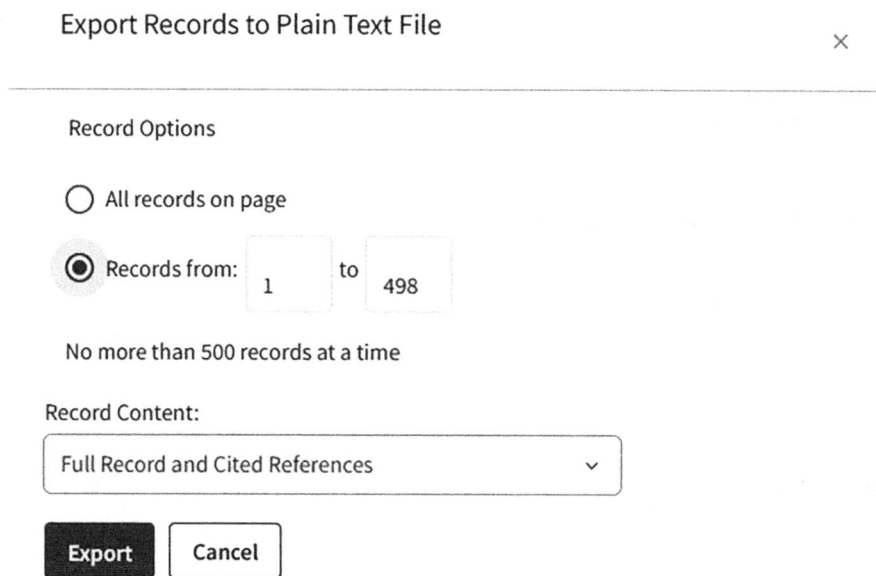

Export Records to Plain Text File　　　　　　　　　　　　　　　×

Record Options

◯ All records on page

◉ Records from:　1　to　498

No more than 500 records at a time

Record Content:

Full Record and Cited References　　　　　　　　⌄

Export　　Cancel

图 6-5　数据导出页面设置

在使用 CiteSpace 进行数据去重前，需要先创建两个文件夹便于存储不同阶段的数据。第一个文件夹命名为"Original data"，用途是存放用户按照特定格式下载并命名好的数据。第二个文件夹命名为"Duplicates Removal"，在开始去重前它应是一个空的文件夹。接下来，通过 CiteSpace 界面的"Data"选项卡，选择"Import/Export"功能，进入 CiteSpace 的数据预处理模块。在此模块中，根据数据库类型选择合适的数据库名称，这里选择 WOS 对应的预处理界面。然后，将原始数据文件夹指定为输入文件夹（Input Directory），并将空的去重文件夹设置为输出文件夹（Output Directory），如图 6-6 所示。完成数据的导入后，点击"Remove Duplicates"按钮，CiteSpace 将自动完成数据去重的工作，如图 6-7 所示。

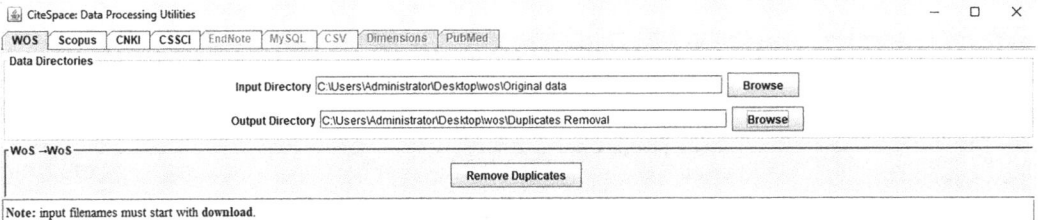

图 6-6　数据文件的加载

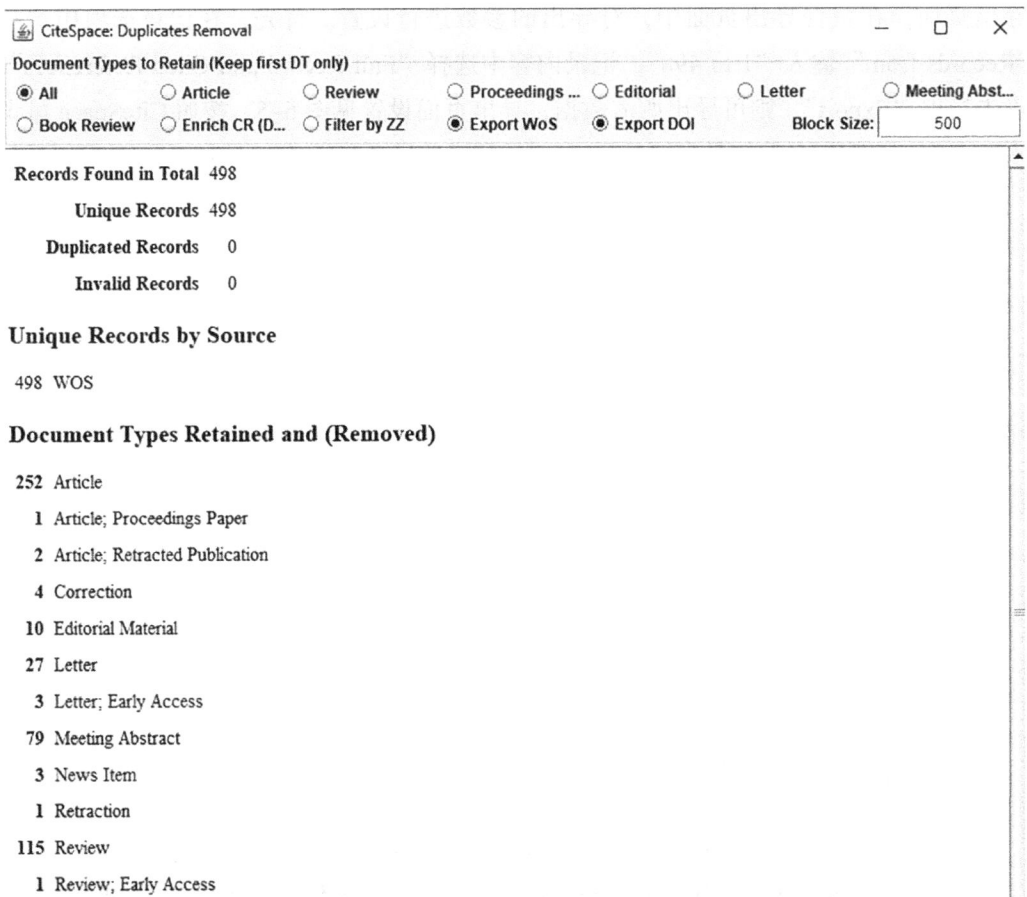

图 6-7　数据去重后的结果

接下来进行项目参数设置。首先，我们创建一个名为"acupuncture"的新文件夹（文件夹命名自定义）。在这个文件夹中，我们将创建两个子文件夹："data"和"project"。将除重转换后的数据文件复制到"data"文件夹中（请注意，WOS数据不需要进行转换），而"project"文件夹将留空，主要用于储存分析完成后的结果。接下来，点击CiteSpace工程区页面上的"New"按钮，进入创建新项目的界面。在此界面为新项目设置相关参数，项目的名称（Title）自行定义。而"Project Home"应与新创建的"project"文件夹相对应，"Data Directory"应与新创建的"data"文件夹相对应，如图6-8所示。在此过程中，特别需要留意，在分析阶段，需要根据数据的具体情况来选择适当的"Data Source"。其他参数则可以保持默认设置。完成设置后，点击"Save"按钮返回CiteSpace主界面。在此界面，你可以在功能选择区对数据分析的时间范围、网络参数等进行配置。当在功能选择区完成了分析参数的设置后，点击"GO！"按钮，即可开始对数据进行分析。

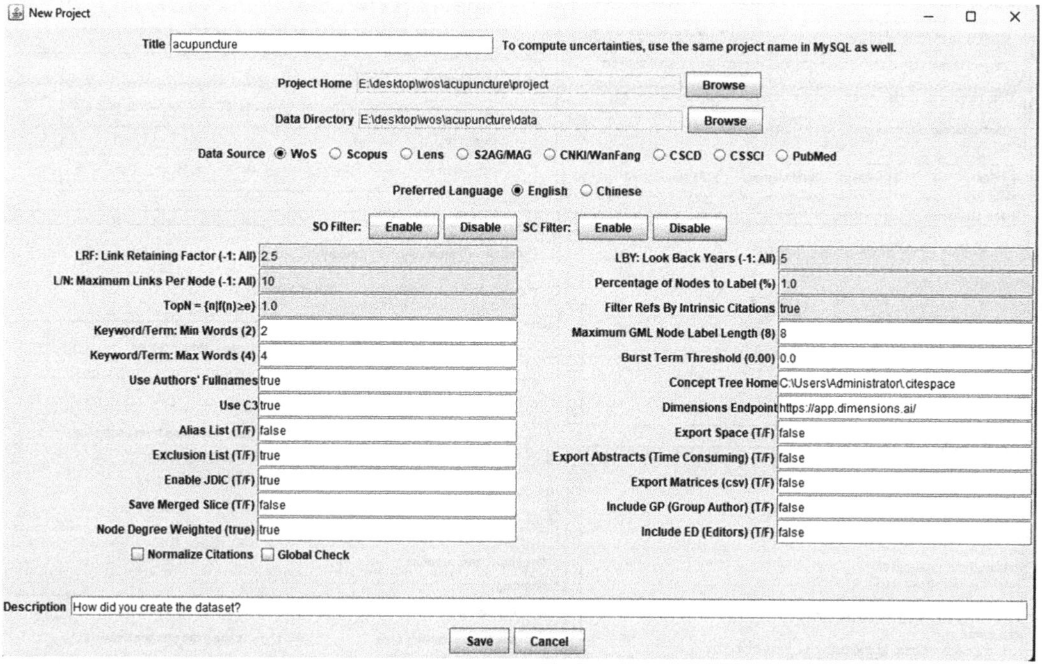

图6-8 新建工程文件页面

三、数据分析与可视化

（一）共被引分析

CiteSpace的文献共被引分析功能是最具特色和优势的，同时也是其被开发和应用最多的功能。在本案例中，所采用的数据来源于Web of Science，文献标题含有"acupuncture"和"cancer"的文献数据。

第1步：数据分析参数设置。在功能选择区，设置时间范围为2011年1月至2024年12月，将时间切片设置为2，将 Node Types 选择为 Reference，更改节点选择阈值方法为 TOP N，并输入20作为阈值。最后，点击"GO！"按钮启动文献共被引网络的计算和分析，如图6-9所示。

第2步：网络可视化。在出现的选项窗口中，点击"Visualize"选项以启动可视化过程。需要注意的是，在用户点击"Visualize"后，网络图谱会开始动态调整，并且初始时图谱的背景是黑色的。这说明网络正在进行计算和布局，以达到最佳化的布局效果。用户需要耐心等待，直到网络可视化界面的背景颜色变为白色，这表明计算过程已经完成。

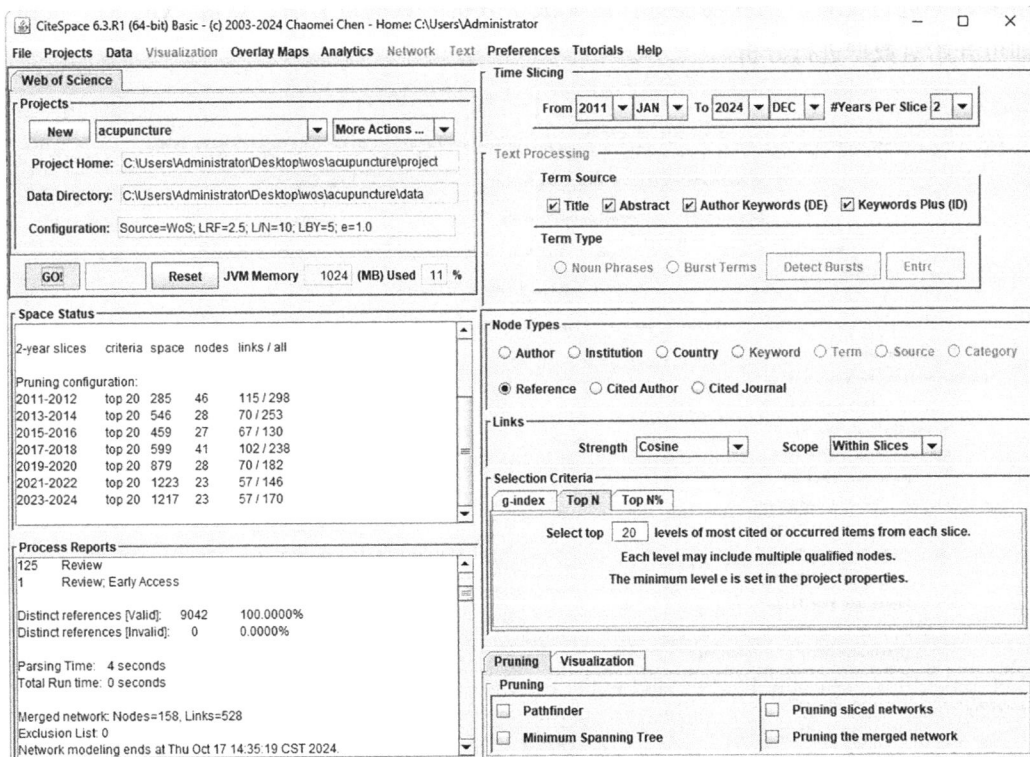

图6-9　功能选择区基本参数设置

第3步：网络的可视化及调整。用户在可视化界面上可能会注意到网络结果没有正好处在界面的中心位置或不够显著。用户可以通过界面的滚动条来移动网络位置，并且可以使用缩放功能来调整图谱的大小。完成这些调整后，用户将看到一个初步的文献共被引网络，如图6-10所示。在 CiteSpace 生成的网络中，节点的大小表示文献的被引频次，频率越高，节点越大。节点间的连线表示这些文献之间存在共被引的关系。节点间的连线颜色揭示了它们首次共同被引用的年代。通过观察整个网络共被引连线的颜色变化，可以对学术领域的研发动态和演变进行探讨。

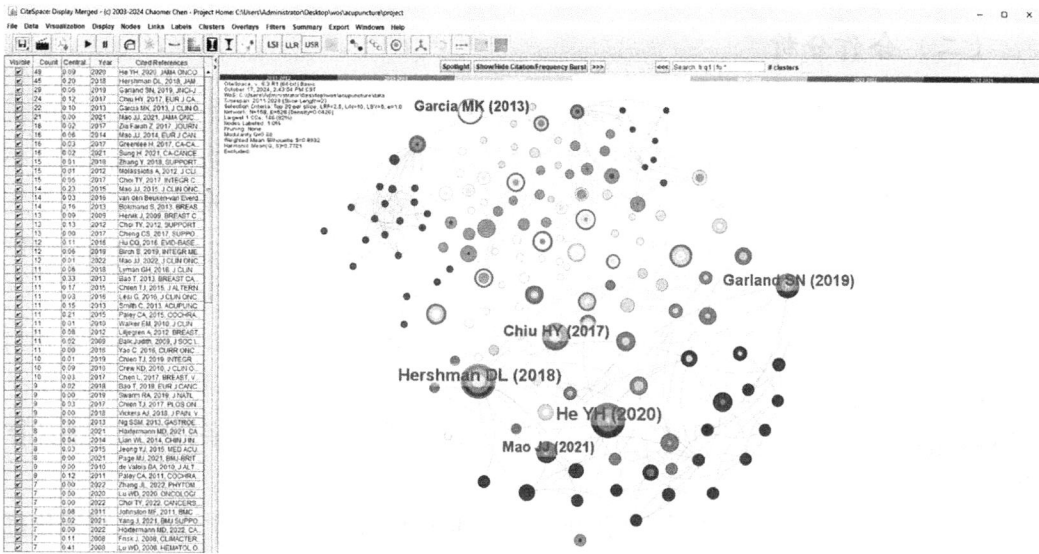

图 6-10　共被引可视化网络

第 4 步：对可视化网络进行聚类分析。在 CiteSpace 软件中，用户可以通过分析施引文献的标题、关键词或摘要来识别关键的名词性术语，并据此为不同的文献集群命名。常用的聚类标签提取技术包括潜语义索引（latent semantic indexing，LSI）、对数似然比算法（logarithm likelihood ratio，LLR）和互信息（mutual information，MI）三种。在网络可视化界面的快速操作按钮中，用户可以启动聚类分析。完成聚类分析后，系统会自动为各个文献集群分配标签（默认算法是 LLR），并且在网络信息栏中提供额外的信息。聚类分析还会引入两个评估聚类质量的指标：Modularity 值和 Silhouette 值，如图 6-11 所示。

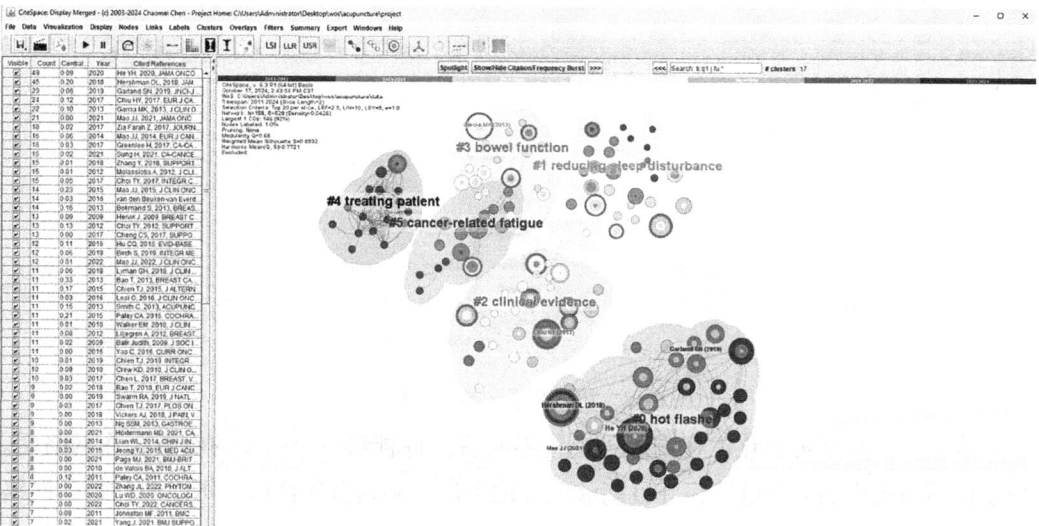

图 6-11　聚类分析后的网络

（二）合作分析

CiteSpace 工具支持对科研合作的三维度分析，包括微观的作者层面合作、中观的机构层面合作及宏观的国家或地区层面合作。在此工具生成的网络中，节点的大小反映的是作者、机构、国家或地区产出的论文数量，而节点间的连线则显示了它们之间的合作关系。接下来将分步骤详细说明如何利用 CiteSpace 来建立和分析科研合作网络。

第 1 步：数据分析参数设置。在功能选择区，设置时间范围为 2011 年 1 月至 2024 年 12 月，将时间切片设置为 2，将 Node Types 选择为 Author，更改节点选择阈值方法为 TOP N，并输入 10 作为阈值。最后，点击"GO！"按钮启动作者合作网络的计算和分析，如图 6-12 所示。

第 2 步：网络可视化。合作分析的网络可视化过程与共被引分析中的网络可视化过程是相似的，因此不再赘述。

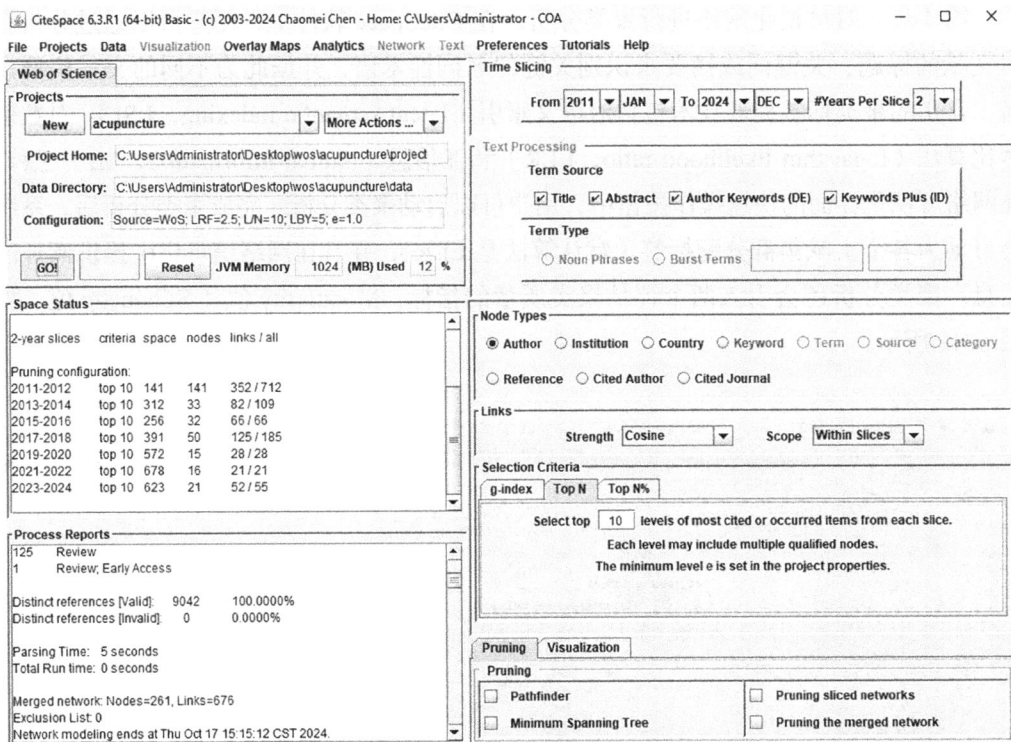

图 6-12　功能选择区基本参数设置

第 3 步：数据可视化。在进入可视化界面后，将看到一个初步的作者合作网络图。为了使网络图更加易于解读，并且能够更好地突出重要的合作群体，可以对初始的网络可视化效果进行优化，如图 6-13 所示。可以采用类似于对共被引网络进行聚类分析的方法，对作者合作网络进行类似的聚类处理。

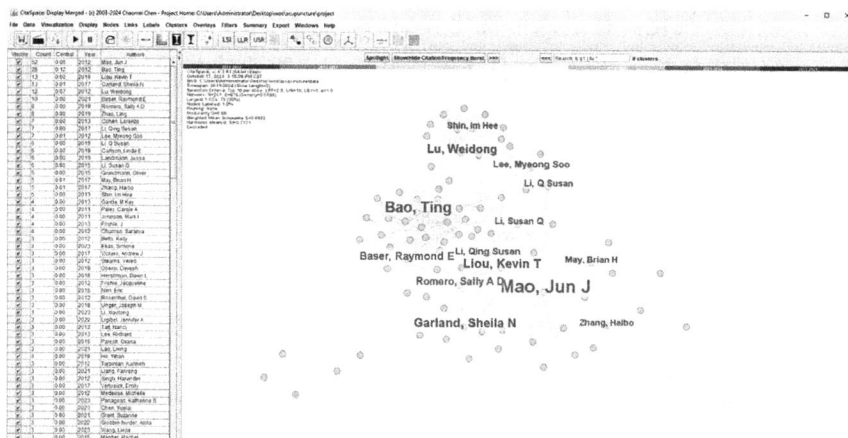

图 6-13　作者合作可视化网络

（三）关键词共现分析

关键词共现分析涉及对数据集中作者与数据库提供的关键词的同时出现情况进行深入探究。以 Web of Science 数据库为例，就是分析存储在 DE 和 ID 字段中的作者关键词和补充关键词之间的共现关系。接下来将逐步讲述如何使用 CiteSpace 工具来构建并分析关键词共现网络。

第 1 步：数据分析参数设置。在功能选择区，设置时间范围为 2011 年 1 月至 2024 年 12 月，将时间切片设置为 2，将 Node Types 选择为 Keyword，更改节点选择阈值方法为 TOP N，并输入 30 作为阈值。最后，点击"GO！"按钮启动作者合作网络的计算和分析，如图 6-14 所示。

第 2 步：网络可视化。关键词共现分析网络的可视化过程与共被引分析的可视化过程是相似的，因此不再赘述。

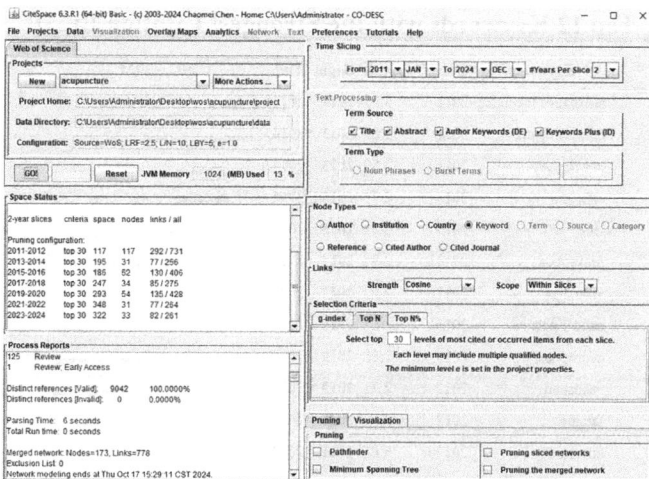

图 6-14　功能选择区基本参数设置

第3步：数据可视化。在进入可视化界面后，将看到一个初步的关键词共现网络图。为了使网络图更加易于解读，并且能够更好地突出重要的共现关键词，可以对初始网络可视化效果进行优化，如图6-15所示。

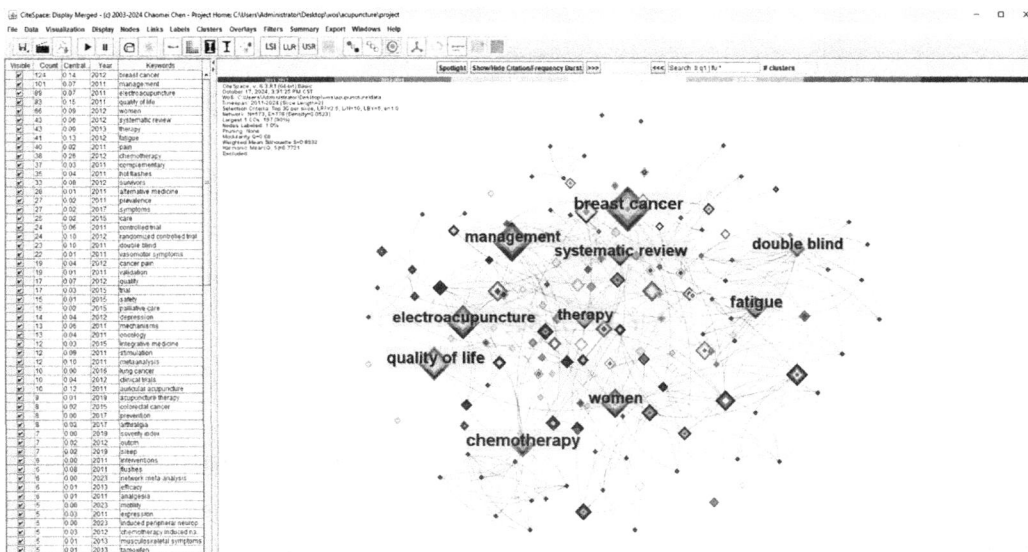

图6-15　关键词共现可视化网络

在关键词共现分析中，可以进行关键词的突发性探测分析，它能够帮助我们识别出在特定时间段内突然出现或者被频繁引用的关键词。这些关键词往往代表了某一领域的研究热点或者趋势。在进行突发性探测后，具有突发性特征的节点会被填充成红色。若要得到突发性文献的列表，可以通过依次点击控制面板中的"Burstness"→"Refresh"→"View"来查看突发性探测的结果，如图6-16所示。从列表中能够明显地识别出不同时期被引活跃的关键词，直观地呈现不同时期的研究热点主题。

Top 12 Keywords with the Strongest Citation Bursts

Keywords	Year	Strength	Begin	End	2011 - 2024
alternative medicine	2011	3.25	2011	2014	
complementary	2011	4.09	2013	2014	
hot flashes	2011	2.89	2013	2014	
efficacy	2013	2.75	2013	2016	
care	2015	2.81	2015	2022	
prevention	2017	2.95	2017	2020	
arthralgia	2017	2.95	2017	2020	
cancer pain	2012	4.1	2019	2024	
depression	2012	2.88	2019	2024	
validation	2011	2.71	2019	2024	
fatigue	2012	3.96	2021	2022	
outcome	2012	3.06	2021	2022	

图6-16　关键词突发性探测

第七章

人工智能与中医药信息素养

人工智能（artificial intelligence，AI）是一门新兴的技术科学，旨在研究、开发用于模拟、延伸和扩展人类智能的理论、方法、技术及应用系统。AI不仅让机器具备了类似于人类的思考、学习和决策能力，还能够自主地执行各种复杂任务，从而极大地推动了科技进步和社会发展。自20世纪中叶，约翰·麦卡锡、马文·明斯基等科学家首次提出了"人工智能"这一概念以来，AI经历了从符号主义、连接主义到深度学习的多次技术革新，不断推动着AI技术的快速发展。人工智能为中医药信息检索、文献阅读、内容分析、科研写作等过程提供了便利，在推动中医药传承与创新进程中发挥着重要作用。AI通过快速处理和分析海量的中医药文献数据，显著提高了信息检索的效率和准确性，有效应对中医药知识体系复杂、术语繁多等挑战，为揭示中药复方药物组合规律、疾病诊断和治疗策略提供新的科学依据，促进中医药知识的整合与创新，为中医药科学研究与临床诊疗提供辅助决策支持，提升临床诊疗和研究水平。

第一节　AI 驱动的中医药信息检索

一、AI 在中医药信息检索中的需求

中医药信息检索面临着诸多挑战，其特殊性主要体现在以下几个方面。

（一）知识体系复杂

西医学多为线性思维，而中医在整体上更加注重整体观念和辨证论治。中医学认为，人体疾病的发生发展不仅仅是局部的问题，还与全身的气血、阴阳、脏腑等功能失调有关。同一种病症可能由于患者的体质、地域、季节等因素的不同而采用不同的治法和方剂。中医药知识体系庞大而深邃，涵盖了理论、方剂、药物、临床应用等多个方面，且各方面之间相互关联、相互影响，形成了一个错综复杂的网络。这使得中医药信

息检索需要考虑不同知识领域之间的交叉和融合，以及知识体系内部的层级结构和逻辑关系。

（二）术语繁多且不规范

中医药术语的丰富性是其一大特色，但同时也带来了问题。一药多名、一词多义的现象在中医药术语中尤为普遍，且长期以来缺乏统一、规范的术语体系，这给信息检索带来了极大的困难。同一种中药材"黄连"，在中医古籍和现代文献中可能存在着诸如"川连""雅连""云连"等多个别名。这些别名虽然在一定程度上反映了药材的产地、品质等特征，但也无疑增加了信息检索的难度。再如，"阴虚"这一术语，在中医理论中既可以用来描述人体阴液不足、虚火内生的病理状态，也可能涵盖了多种具体的脏腑阴虚症状，如"肾阴虚""肺阴虚"等，这种一词多义的现象，使得中医药信息的精准检索变得复杂。

（三）文献形式多样

中医药文献既有古代的经典医籍，也有现代的期刊论文、临床案例等，其信息结构复杂，难以进行有效的信息抽取和整合。例如，古代医籍往往采用文言文写作，而现代期刊论文则采用现代汉语写作，两者之间存在语言上的差异。

（四）信息需求多元化

在中医药信息领域，用户的信息需求呈现出显著的多元化特征，这体现在对特定疾病治疗进展、药物疗效与安全性评估、经典方剂现代应用与理论研究、中医基础理论创新阐释，以及对中医古籍的深入探索等多个方面。

（五）理论与实践结合性强

中医药信息检索不仅要关注理论探讨，还要涵盖临床实践和经验总结。例如，检索某种疾病的中医治疗方法，需要同时考虑中医理论对该疾病的认识，以及临床实践中的治疗经验。

传统的检索方式已难以满足高效、精准的信息检索需求，而人工智能凭借其强大的数据处理能力和智能化算法，成为提升中医药信息检索效率和质量的关键技术。人工智能可以快速处理海量的中医药文献数据，并进行有效的信息抽取和整合；可以理解中医药术语的语义，并进行同义词替换和多义词消歧；可以构建中医药知识图谱，揭示不同知识领域之间的关联和层级结构；可以根据用户的检索历史和偏好，推荐相关的中医药信息，并处理图像、语音等多模态数据，为用户提供更丰富的检索方式。

二、人工智能在中医药信息检索中的应用

人工智能技术，尤其是大语言模型（large language model，LLM），为中医药信息检索提供了新的可能性。其具体应用主要体现在以下几个方面。

（一）自动化文献检索

在当代中医药研究领域中，自动化检索是人工智能的一个典型应用，借助自然语言处理技术，能够准确理解并解析研究人员提出的复杂查询需求，这些需求涵盖了中医药领域的专业术语、病症的详细描述及药物的传统名称等。

自动化检索的实际应用可显著提升效能，主要体现在以下四个方面：首先，该技术作为一个高效的检索引擎，能够在众多中医药相关数据库中自主执行搜索任务，迅速准确地筛选出与检索条件相匹配的文献资料。这一过程不仅优化了文献检索的效果，还拓宽了检索的广度，为研究者提供了更为丰富的文献资源，有效节约研究者的时间和精力。其次，自动化检索技术的核心之一是自然语言理解技术的深度应用。大语言模型能够精确解读用户以自然语言形式提出的复杂检索需求，并将其转化为具体的检索指令，从而简化检索步骤。再次，大语言模型可通过细致分析中医药文献内容，揭示实体间复杂多样的关联，并据此构建出结构明晰的知识图谱，为用户提供中医药知识体系的直观展示。最后，与基于关键词匹配的传统检索方式不同，语义检索功能能够深入理解和分析文献内容的深层语义，从而更准确地反映用户的实际需求。

（二）智能筛选

在自动化文献检索技术的基础上，人工智能整合了机器学习算法，可实现对中医药文献的深度智能筛选。这一过程依赖于精密训练的模型，该模型能够详细分析文献的多个关键属性，包括实验设计的合理性、数据的质量与完整性等，以此为基础对文献的相关性和潜在学术价值进行初步评估。此评估机制使得人工智能能够精准地剔除那些不符合研究人员特定标准或质量较低的文献，进而减轻研究人员在文献初步筛选阶段的工作负担，同时提升筛选的精确度和整体流程的效率。

在智能筛选的实际操作中，人工智能展现出以下几项核心优势：首先，内容相关性评估的精确性显著增强。大语言模型通过深度理解用户的具体需求，并精准地分析文献内容，能够高效评估文献与用户需求的匹配程度，帮助用户能够迅速从大量文献中筛选出最相关、最有价值的部分，减少无关信息的干扰。其次，严谨的质量评估确保了检索结果的可靠性。大语言模型在分析文献质量时，综合考虑文献的多个维度，包括作者权威性、研究方法的科学性、引用频率等，从而全面评估文献的可信度，为研究人员提供高质量的文献资源，为后续研究的科学性和严谨性奠定基础。最后，准确的个性化推

荐提升了用户的检索体验。大语言模型根据用户的检索历史、兴趣偏好及研究主题等信息，智能推荐相关文献资源。这一功能不仅提高检索的针对性，而且为用户提供个性化的信息获取途径，使他们能够更高效地挖掘和利用庞大的文献资源，为深入研究提供有力支持。

第二节　AI 助力中医药文献阅读

一、人工智能在中医药文献阅读中的需求

随着中医药事业的不断发展和科学研究的深入，中医药文献的数量呈爆炸性增长，内容覆盖面也越来越广。这些文献不仅包括古典医籍、现代医学图书、期刊、学位论文，还包括各种会议记录、专利文献和在线资源。面对如此庞大的信息量，研究人员在文献的阅读与处理上面临以下挑战：首先，文献的数量巨大，使得研究人员难以在有限的时间内全面浏览和深入理解所有相关文献。其次，文献的内容结构复杂，涉及的专业术语和概念繁多，非专业人士难以迅速把握要点。最后，文献的质量参差不齐，研究人员需要耗费大量时间进行筛选和评估。

传统的阅读与整理方式，不仅效率低下，容易造成信息遗漏，而且难以实现文献信息的系统化、结构化处理，与现代科研对信息处理的速度、精度和深度的要求存在较大差距。因此，寻求新的技术手段来提升中医药文献的阅读与处理能力成为当务之急。人工智能以其自动化、智能化的信息处理能力，为中医药文献的阅读提供了新的解决方案。它能够帮助研究人员快速筛选文献、提取关键信息、进行知识整合和发现新的研究线索，从而极大地提升中医药文献的利用率。因此，人工智能技术在中医药文献阅读中的应用，不仅是技术进步的必然趋势，也是中医药学科发展的内在需求。

二、人工智能在中医药文献阅读中的应用

（一）文献自动摘要

在面对成千上万的中医药文献资料时，研究人员如何在有限的时间内筛选出有价值的信息，成了一个亟待解决的问题。通过人工智能技术实现文献自动摘要，为包括中医药文献在内的文献快速阅读和理解带来了巨大的变革。文献自动摘要技术作为一种创新的文献处理方法，其核心在于利用自然语言处理和机器学习算法，自动地从长篇累牍的文献中提取出关键信息，形成简洁明了的摘要。文献自动摘要技术的作用体现在以下几

个方面。

1. 时间效益的提升

在传统的文献阅读过程中，研究人员需要逐字逐句地阅读全文，才能对文献的价值进行判断。而自动摘要技术的介入，使得研究人员可以在几分钟内浏览多篇文献的摘要，迅速识别出与自己研究课题相关的重要文献，大大缩短前期文献筛选的时间。

2. 信息精炼的保障

人工智能在生成摘要时，能够剔除冗余信息，保留文献的核心内容，包括研究目的、方法、结果和结论等。精炼准确的摘要内容确保了研究人员在快速阅读中不会遗漏关键信息。

3. 知识传播的促进

自动摘要技术的应用，使得中医药文献中的宝贵知识得以更广泛、更快速地传播。研究人员可以通过分享这些摘要，促进学术交流，加速研究成果的转化。

4. 研究深度的拓展

通过自动摘要，研究人员可以更高效地把握领域内的研究动态，从而为深入探究某一专题或问题提供坚实的基础，这有助于推动中医药学的理论创新和实践发展。

（二）文献内容提取

中医药文献的丰富内涵中，药物成分、药效、疾病名称、治疗方法等关键信息构成了研究的核心。这些信息的准确提取，对于中医药的研究与发展具有不可估量的价值。然而，传统的手动提取方式存在着效率低下、易出错等弊端，这在一定程度上限制了中医药知识的快速应用与传播。人工智能技术的引入为中医药文献内容提取带来了革命性的变化。利用自然语言处理和文本挖掘技术，人工智能能够高效且精确地自动从文献中提取关键信息，显著提升信息处理的效率与质量。人工智能在文献内容提取方面的作用具体表现在以下几个方面。

1. 高效性

人工智能技术能够在短时间内处理大量文献，迅速提炼出所需信息，相比传统的人工提取方式，效率显著提升。

2. 准确性

通过先进的自然语言处理技术，人工智能能够准确识别专业术语和复杂概念，减少误读和误解，确保提取信息的准确性。

3. 全面性

人工智能不受人类主观意识的限制，能够客观地遍历文献中的每一个细节，确保关键信息的全面提取。

4. 实用性

人工智能提取出的药物成分、药效、疾病名称、治疗方法等信息，直接服务于中医药研究者和临床医生，为他们提供了宝贵的参考资料，助力科研与临床工作的深入开展。

（三）文献自动分类

在中医药研究领域，文献的分类整理是构建知识体系、促进学术交流的基础性工作。传统的文献分类方法往往依赖于研究人员的个人经验和主观判断，不仅耗时耗力，而且容易因个人偏好或认知差异而产生分类偏差。在此情境下，将人工智能技术应用于文献自动分类显得尤为必要。

人工智能技术能够基于预设的分类标准，如疾病类型、治疗方法、药物种类等，自动对中医药文献进行科学、合理分类。以下是人工智能在文献自动分类方面的具体应用及其优势。

1. 提高分类效率

人工智能的自动分类技术，能够迅速处理大量文献，实现文献的高效归类，相较于传统的人工分类，效率得以显著提升。

2. 确保分类准确性

通过算法和模型，人工智能能够客观地执行分类任务，减少人为错误，保证文献分类的准确性。

3. 优化检索流程

智能分类后的文献，形成结构化的数据库，使得研究人员在检索特定信息时，能够更加迅速地定位到相关文献，大大提升检索效率。

第三节　AI 赋能中医药文献深度内容分析

一、人工智能在中医药文献分析中的需求

面对庞杂的中医药文献资源，如何有效提取、整合并深入探索分析其中的知识，是一项复杂性且规模性的挑战。人工智能技术的兴起与应用为这一领域开辟了新的路径。人工智能在中医药文献分析中的需求主要体现在以下几方面。

首先，针对中医药文献的海量数据，传统的分析方法在效率和质量上已无法满足现代科研的需求。人工智能技术在处理大数据方面的效能，使其能够迅速地识别并提取文献中的关键信息，显著提升研究工作的效率。

其次，中医药文献内含有丰富的模式和关系，这些模式和关系构成了中医药理论的核心内容。人工智能技术有识别复杂模式和发现潜在关系方面的能力，为中医药文献的深度分析提供坚实的支撑。

最后，中医药文献的分析并非简单的信息提取，而是一种对知识体系的重构和对学术深度的探讨。人工智能技术的运用，使得深入分析文献内容成为现实，它能够辅助研究者揭示文献背后的知识结构，进而促进中医药学理论的发展和创新。

二、人工智能在中医药文献分析中的应用

（一）中医药知识发现

将人工智能技术应用于中医药知识发现，以构建一个全面、系统的中医药知识库，主要体现在以下几个方面。

1. 知识点的提取与梳理

人工智能通过对文献的深度学习，能够识别并提取文献中的关键知识点。这些知识点是中医药知识体系的基础，通过对它们的梳理和分类，可以形成一个系统化的知识框架，为研究者提供清晰的知识脉络。为了确保知识点的准确性和完整性，人工智能技术还会对文献进行预处理，包括去除非结构化文本、标准化术语、去除噪声等，从而提高知识点的提取效率和质量。

2. 概念关系的构建

人工智能技术能够识别并建立中医药概念之间的逻辑关系，形成网络化的知识结构。这种结构有助于研究者从多个角度理解和探索中医药知识，揭示概念之间的相互关系和影响，从而更深入地理解中医药理论。概念关系的构建不仅包括中医药概念之间的直接关系，还包括概念之间的间接关系。通过这种多层次、多维度的关系网络，研究者可以更全面地理解中医药知识。

3. 知识体系的更新与维护

随着中医药研究的不断深入，新的知识点和概念不断涌现。人工智能技术能够自动更新和维护知识库，确保知识的最新性和准确性。为了实现知识体系的实时更新，人工智能技术还会定期对文献进行扫描和分析，发现新的知识点和概念，并及时更新到知识库中，从而保持知识库的时效性和实用性。

4. 知识的可视化展示

通过可视化技术，人工智能能够将中医药知识以图表、网络等形式直观地展示出来，便于研究者直观地理解和探索知识体系。可视化展示不仅有助于研究者快速把握知识体系的整体结构，还能够通过颜色、形状、大小等视觉元素，突出显示关键知识点和概念关系，提高研究的效率和效果。

5. 知识应用的预测与模拟

人工智能技术能够对中医药知识进行预测和模拟，为临床诊断和治疗提供辅助决策支持。通过分析大量临床数据和文献，人工智能技术能够预测疾病的发展趋势、药物的

疗效和不良反应等，从而为临床医生提供科学的决策依据。

（二）关联规则挖掘

人工智能技术在中医药文献关联规则挖掘分析中的应用，主要包括以下三个方面。

1. 药物组合与疾病关联的揭示

在中医药的临床实践中，药物组合的疗效和安全性至关重要。人工智能技术可以通过挖掘分析文献中的用药记录，识别出药物组合与特定疾病之间的潜在关联，帮助医生制订更为有效的治疗方案，为临床治疗提供科学依据。此外，通过对药物组合的统计分析，人工智能还可以揭示药物之间的相互作用，为药物研发和临床应用提供理论支持。

2. 药物配伍规律的分析

中医药方剂的配伍规律是中医药理论的重要组成部分。人工智能技术能够对大量的方剂文献进行深入分析，揭示药物之间的协同作用和配伍禁忌，为中医药的方剂创新和优化提供科学依据。此外，通过对药物配伍规律的研究，人工智能还可以为中医药的临床应用提供指导，提高药物治疗的疗效和安全性。

3. 症状与疾病关联的发现

人工智能可以通过对文献中的症状与疾病的关联分析，帮助医生更准确地诊断疾病，提高临床诊断的准确性。此外，通过对症状与疾病关联的研究，人工智能还可以为中医药的临床应用提供新的治疗思路，推动中医药的创新发展。

（三）情感分析与观点挖掘

人工智能技术在中医药文献情感分析与观点挖掘中的应用，为研究者提供了深入理解文献背后情感和观点的工具，主要包括以下几个方面。

1. 作者态度与情感倾向的分析

人工智能技术能够分析识别文献中的情感词汇和语境，捕捉作者对中医药治疗药物或治疗方法的认可度、信任度及对其效果的评价。这种分析有助于研究者全面理解文献的内涵，从而为中医药的评价和优化提供科学依据。

2. 专家观点与共识的提炼

人工智能技术能够从大量的学术讨论和文献评论中分析和提取专家的观点和行业共识，揭示中医药研究的趋势和热点，有助于研究者把握中医药研究的前沿动态，为研究方向的调整和优化提供指导。

3. 读者反馈与接受度的评估

人工智能技术能够通过分析读者对中医药文献的反馈和接受度，帮助研究者了解中医药知识的传播效果，从而为中医药知识的传播和普及提供依据。

4. 中医药文化价值的挖掘

人工智能技术通过对中医药文献中的文化元素进行分析，帮助研究者深入挖掘中医药的文化价值，揭示中医药文化的时代特征，为中医药文化的传承和发展提供理论支撑。

第四节　AI 辅助中医药科研写作

▌一、人工智能在中医药科研写作中的需求

中医药科研写作是将中医药研究成果转化为可发表、可传播、可应用的知识形式的重要环节。在科研写作过程中，人工智能技术的引入旨在提升写作效率、确保内容的准确性和创新性，从而满足中医药科研论文写作的特定需求。人工智能在中医药科研写作中的需求主要体现在以下几方面。

首先，中医药科学研究在构建研究背景和理论基础时，常常需要广泛涉猎古籍文献与现代研究成果，故迫切需要依靠人工智能技术实现信息挖掘与整合。通过高效地从海量文献中筛选出与科研主题高度相关的关键信息和研究成果，提高文献综述的效率和准确性，为科研人员提供全面且具有针对性的文献素材。

其次，在中医药科研过程中，实验数据的处理与分析是核心环节。这包括数据的清洗、统计分析及结果的呈现等。人工智能技术能够自动化执行这些任务，包括高效的数据清洗算法、精确的统计分析模型及智能化的图表生成工具，从而确保数据处理的准确性和结果的可靠性。同时，人工智能还能提供智能化的结果解释，帮助科研人员更好地理解数据背后的科学意义。

最后，中医药科研成果发表时，需要遵循严格的学术规范和格式要求。这包括论文的结构布局、语言表达、参考文献引用等多个方面。人工智能技术通过智能化的排版工具、语言校对系统和格式检查功能，帮助科研人员确保科研成果的合规性，提升科研成果的整体质量，使其更符合学术出版物的要求。

▌二、人工智能在中医药科研写作中的应用

（一）智能文献综述与引用管理

人工智能技术在中医药智能文献综述与引用管理中的应用，主要包括以下三个方面。

1. 智能化的文献综述生成

在中医药科研中，文献综述是科研写作的重要组成部分。人工智能技术能够进一步分析筛选出的文献内容，提取关键信息，如研究方法、实验结果、结论等，并基于提取

信息自动生成初步的文献综述。这种智能化的综述生成功能，为科研人员提供了宝贵的参考框架和思路，有助于科研人员快速了解研究领域的前沿动态和主要研究成果，为后续的科研工作提供支持。

2. 符合中医药特色的智能引用管理

中医药科研论文在引用文献时，需要遵循中医药领域的学术规范和格式要求。人工智能技术能够根据中医药科研论文的特点，自动识别和提取文献中的引用信息，如作者、题目、出版年份、期刊名称等，并自动将其格式化为符合中医药领域学术规范的引用格式。此外，人工智能技术还能对论文中的引用进行智能校对，检查引用的完整性和一致性，避免引用错误或遗漏的情况。

3. 促进中医药科研的创新发展

通过智能文献综述与引用管理，科研人员可以更加便捷地获取和分析中医药领域的前沿研究成果和最新动态。这不仅有助于科研人员了解当前研究领域的热点和难点问题，还能够激发科研人员的创新思维和灵感，推动中医药科研的创新发展。

（二）数据分析与结果可视化

人工智能技术在中医药数据分析与结果可视化中的应用，主要包括以下三个方面。

1. 自动化数据处理

在中医药科研中，实验数据的处理往往伴随着大量的重复性和繁琐性工作。人工智能通过数据清洗技术，能够自动识别并纠正数据中的错误。同时，针对缺失值，人工智能可以依据数据分布特征，采取合适的填充策略，以确保数据的完整性。此外，人工智能还能有效检测并处理异常值，降低数据偏差，提升数据质量，为后续分析奠定坚实基础。

2. 智能化统计分析

在中医药科研中，统计分析是揭示数据背后科学规律的重要手段。然而，传统统计分析工具往往依赖于科研人员的经验和知识选择和设置参数，具有一定的主观性和不确定性。人工智能通过机器学习算法，能够自动识别适合的数据分析方法，如回归分析、聚类分析、关联规则挖掘等，并根据数据的特征进行优化调整。通过智能分析，可以辅助科研人员更深入地挖掘数据中的潜在规律和关联，为科研决策提供科学依据。

3. 可视化结果呈现

数据可视化是中医药科研成果呈现的重要环节。人工智能结合数据可视化技术，能够自动生成图表和图像，如柱状图、折线图、散点图等，直观展示实验结果和数据分析结果。这种可视化呈现方式有助于科研人员更清晰地理解数据和分析结果，呈现数据背后的信息，增强论文的说服力和可读性。同时，人工智能还能够根据科研人员的需求，提供个性化的可视化方案，满足不同场景下的数据展示需求。

（三）论文结构优化与语言润色

人工智能技术在中医药论文结构优化与语言润色中的应用，主要包括以下三个方面。

1. 论文结构优化

在论文撰写过程中，结构是支撑论文逻辑性和可读性的重要基石。人工智能技术能够分析并学习大量已发表的高质量中医药科研论文的结构特点，为科研人员提供针对性的论文结构建议。无论是标题的精炼与吸引性，摘要的准确与全面性，还是引言的背景介绍与问题提出，方法部分的详细与清晰，结果部分的客观与精确，以及讨论部分的深入与前瞻性，人工智能都能提供相应的优化策略，帮助科研人员构建出更加严谨、逻辑通顺的论文框架。

2. 语言校对与润色

语言是论文思想的载体，其质量直接关系到论文的学术价值和读者的阅读体验。利用自然语言处理技术，人工智能能够高效地进行论文语言的校对与润色工作。从基础的语法错误、拼写错误，到更复杂的表达不清、句式单调等问题，人工智能都能精准识别并提供修改建议。此外，人工智能还能根据论文的主题和风格，进行一定程度的语言润色，使论文的表达更加流畅、生动，增强论文的学术感染力和可读性。

3. 学术规范检查

将人工智能技术应用于中医药领域学术规范检查，为科研人员提供了一种高效、精准且全面的支持手段。通过预设的规则库和先进的算法，人工智能能够细致地检查论文中的引用格式是否准确遵循了中医药领域常用的引用标准，包括作者、文章标题、出版年份、期刊名称等信息的完整性和一致性；同时，人工智能还能确保图表标注的规范性，检查图表是否包含必要的标题、图例和数据标签等，以提升图表的清晰度。

（四）创新点挖掘与投稿推荐

人工智能技术在中医药科研创新点挖掘与投稿推荐中的应用，主要包括以下两个方面。

1. 创新点识别

人工智能利用对比分析和知识图谱技术，可对中医药科研领域的大量文献和数据进行深度挖掘。通过对已有研究成果的对比，人工智能能够识别出当前研究中的新颖之处，帮助科研人员准确提炼和突出论文的核心创新点。这一过程基于客观的数据分析和算法逻辑，确保创新点识别的准确性和客观性。

2. 期刊推荐与投稿策略

在中医药领域，人工智能技术在期刊推荐方面展现出了显著优势。它依据期刊的影响力、审稿周期、研究领域等客观因素，对众多学术期刊进行全面评估，以及对作者文章与期刊收录主题进行综合深入匹配，并基于这些评估结果，为中医药科研人员推荐合适的期刊进行投稿。同时，人工智能还能根据中医药论文的独特性和科研人员的具体情况，提供个性化的投稿策略建议，如论文格式的调整、摘要和关键词的优化等，以确保论文符合期刊要求并提高其发表成功率。

第五节　常用的人工智能检索、阅读、分析和写作工具

一、常用的人工智能工具

在人工智能领域持续发展的背景下，多种智能工具相继问世，形成了一个包含多种技术形态和应用场景的多元化生态系统。在这一生态系统中，诸如 DeepSeek、文心一言、讯飞星火、Kimi、通义千问、Suno、iSlide、智谱清言、百度文库及可灵（KLING）等工具各自发挥着不同的作用。本书主要对 DeepSeek、文心一言和讯飞星火这三款工具进行简要介绍。

（一）DeepSeek

DeepSeek 是杭州深度求索人工智能基础技术研究有限公司推出的 AI 助手，于 2025 年 1 月 15 日正式上线。它通过海量互联网文本的训练构建知识体系，涵盖学术论文、技术文档、文学著作等多领域内容，形成对现实世界的深度理解。不同于传统对话工具，DeepSeek 具备处理超长文本的独特能力——可同时解析相当于 300 页书籍的信息量，在对话中精准追踪上下文脉络。这种能力使其在解答复杂问题时表现突出，无论是解析数学定理的推导过程，还是厘清法律条款的适用逻辑，系统都能保持思维连贯性。尤其在中英文双语场景下，其语言表达自然流畅，对科技、教育等专业领域的概念把握准确，成为全球增长最快的人工智能服务之一。

作为开放生态的倡导者，DeepSeek 始终致力于降低智能技术的使用门槛。它不仅提供免费网页和移动应用服务，更将多个核心模型向开发者开源，推动教育、医疗、创意产业的智能化革新。特别是在教育领域，它通过三重教育机制重构学习生态：首先，促进复杂知识的解构与可视化整合，建立跨学科概念网络以强化认知迁移；其次，嵌入批判性思维培养机制，引导学习者辨析多源信息的逻辑结构与证据强度；最后，创设伦理反思情境，在科技创新等现实议题中培育责任型决策能力。如今，DeepSeek 已融入千万用户的日常工作场景，从大学生论文指导到工程师技术攻坚，展现出人工智能作为人类认知伙伴的普惠价值。

（二）文心一言

文心一言是百度于 2023 年 3 月正式发布的生成式大模型，它基于百度 ERNIE 及 PLATO 模型进行打造，并开放邀请测试。这款生成式对话产品具备文学创作、商业文案创作、数理逻辑推算、中文理解及多模态图片生成五大能力，尤其在中文理解方面展现出语言优势。文心一言以飞桨（PaddlePaddle）深度学习平台为基石，与飞桨共享生态。其关键技术包括监督精调、人类反馈的强化学习、提示、知识增强、检索增强和对话增强。其中，知识增强、检索增强和对话增强是百度在文心一言中特别强化的三项技术。

1. 知识增强

文心一言通过知识内化和知识外用两种方式实现知识增强。知识内化是从大规模知识和无标注数据中学习，将知识融入模型参数中；知识外用则是引入外部多源异构知识，进行知识推理和提示构建等。ERNIE 融合了自回归网络和自编码网络，并在训练时引入大规模知识图谱类数据，使得文心一言在理解任务、生成任务和零样本学习任务上具备优势。

2. 检索增强

文心一言通过引入搜索结果，提供时效性强、准确率高的参考信息。这一技术使得文心一言能够在一些问答中表现出比 ChatGPT 更强的能力。

3. 对话增强

文心一言具备记忆机制、上下文理解和对话规划能力，从而实现了对话的连贯性、合理性和逻辑性。此外，它还融合了不同类型的数据和知识，自动构造提示，提供丰富的参考信息，激发模型相关知识，生成高质量结果。

（三）讯飞星火

2023 年 9 月，科大讯飞宣布讯飞星火大模型面向公众开放，其设计旨在提供多样化的智能服务。该模型集成了七大核心功能，包括文本生成、语言理解、知识问答、逻辑推理、数学计算、代码生成与解析及多模态交互，这些功能共同构成了其全面的能力体系。

在文本生成方面，讯飞星火能够基于用户输入生成各类文本内容，如商业文案、营销方案、英文写作及新闻通稿等。语言理解方面使讯飞星火能够翻译多种语言，提供文本摘要、语法检查及情感分析等服务。知识问答方面，讯飞星火覆盖了生活常识、工作技能、医学知识及历史人文等多个领域。逻辑推理方面包括思维推理、科学推理及常识推理，使讯飞星火能够基于已知信息推理出答案或解决方案。数学能力方面，讯飞星火支持方程求解、几何问题、微积分及概率统计等数学计算，为用户提供数学问题的解决方案。在代码生成与解析方面，讯飞星火能够智能生成代码建议，解释代码含义，定位并纠正代码错误，以及生成单元测试用例。多模态交互方面使讯飞星火能够处理图片、音频和视频等多种类型的输入，实现多模态理解和生成。

二、人工智能工具在检索、阅读、分析和写作中的应用

DeepSeek、文心一言、讯飞星火等基于大语言模型的人工智能工具在信息检索、文献阅读、分析和写作中展现出了应用潜力，以下是关于其在这四个方面应用的详细阐述。

（一）信息检索

1. 明确需求

在使用 DeepSeek、文心一言、讯飞星火等人工智能工具进行信息检索前，首先要明确研究主题和关键词。例如，若研究主题为"人工智能在中医领域的应用"，则可将"人工智能""中医"作为关键词输入给 DeepSeek、文心一言、讯飞星火等人工智能工具。

2. 提供指令

向 DeepSeek、文心一言、讯飞星火等人工智能工具提供清晰的检索指令，如"寻找关于人工智能在中医领域应用的最新研究文献"。DeepSeek、文心一言、讯飞星火等人工智能工具会依据指令在其知识库中搜索相关文献，并提供检索结果。

3. 筛选与评估

DeepSeek、文心一言、讯飞星火等人工智能工具提供的检索结果可能包括文献的标题、摘要，甚至是部分正文内容。用户需要根据这些信息对文献进行初步筛选，评估其是否符合研究需求。

（二）文献阅读

1. 全文总结

对于筛选后的文献，用户可以将其全文或摘要输入 DeepSeek、文心一言、讯飞星火等人工智能工具，并要求其进行简要总结。例如，发出指令："请用简短的段落总结这篇文献的主要内容。"DeepSeek、文心一言、讯飞星火等人工智能工具会为用户生成一个概括性的总结，帮助用户快速掌握文献的核心信息。

2. 关键信息提取

除了全文总结，用户还可以要求 DeepSeek、文心一言、讯飞星火等人工智能工具提取文献中的关键信息，如研究方法、实验数据、主要结论等。例如，发出指令："请列出文中的主要研究发现和结论。"这将帮助用户深入理解文献的学术价值。

3. 批量处理

对于大量文献的处理，DeepSeek、文心一言、讯飞星火等人工智能工具同样能够提

供帮助。用户可以将多篇文献的标题或摘要列表输入 DeepSeek、文心一言、讯飞星火等人工智能工具，并要求其进行批量总结或对比分析。例如，发出指令："请对以下文献列表进行批量总结，并提取每篇文献的核心观点。"这将节省用户处理文献的时间和精力。

（三）文献分析

1. 数据搜集与整理

DeepSeek、文心一言、讯飞星火等人工智能工具可以快速地处理大量的文本数据，并对其进行关键词提取、情感分析等操作，从而帮助用户更好地把握文献内容。例如，发出指令："请对以上文献按照研究类型（如理论研究、应用研究、案例研究等）和具体应用领域（如诊断、治疗、健康管理、药物研发等）进行分类整理。"

2. 文本分析

数据整理完成后，DeepSeek、文心一言、讯飞星火等人工智能工具可以通过文本分析技术对文献进行深入挖掘。使用词频分析、共现分析、主题建模等方法，可以发现文献中的高频词汇、关键词及主题分布等情况。这些分析结果可以为用户提供更多有关领域的认知，并帮助用户发现新的研究视角。例如，发出指令："请对以上文献内容进行深入分析，提取出文献的主题分布和潜在话题。将这些主题与现有的研究框架进行对比，分析新的研究视角或潜在的研究空白。"

（四）科研写作

文献综述与参考引用：DeepSeek、文心一言和讯飞星火等人工智能工具具有强大的自然语言处理能力，能够理解和生成高质量的文本。它们可以根据用户提供的文献信息提取关键信息，如研究方法、实验结果和结论等，然后根据提取的信息，自动生成文献综述，对于综述过程中涉及引用相关文献的可要求其按格式规范列出参考文献。例如，发出指令："这是我查找近五年来关于中医药治疗糖尿病的临床研究文献，请根据这些内容生成文献综述，引用的地方请以《中医药学报》参考文献要求格式列出。"

大纲构建：DeepSeek、文心一言、讯飞星火等人工智能工具能够快速理解研究主题，为研究者提供一系列相关研究题目和思路，并自动生成包含各个部分的大纲框架。同时，这些 AI 工具还能根据研究者的具体需求，对大纲进行细化和调整，确保大纲与研究者的研究目标和思路高度契合。例如，发出指令："我正在考虑研究中医药对慢性疼痛的治疗效果，请为我提供一个详细的研究大纲。"

论文润色与降重：DeepSeek、文心一言、讯飞星火等人工智能工具能够迅速识别并纠正论文中的语法错误、拼写错误，同时通过词汇替换、句式调整等手段，优化文章的语言表达，增强论证的逻辑性和说服力，使论文更加符合学术规范或特定领域的写作风格。在降重方面，它们通过智能改写技术，提炼论文要点，对重复内容进行重新表述，有效降低论文的相似度，同时保持原始含义的科学准确性。例如，发出指令："请对我的这篇中医药科研论文进行润色，确保语言流畅、逻辑清晰。""请对这段内容重新组织语言进行描述。"

选刊投稿推荐：DeepSeek、文心一言、讯飞星火等人工智能工具能够精准理解论文的研究方向、内容创新及学术价值，从而推荐与论文高度匹配的期刊。它们不仅能提供期刊的基本信息，如审稿周期、接受率、影响因子等，还能提供期刊的声誉、读者群体及审稿严格程度等评价信息，助力科研人员全面了解期刊特点。例如，发出指令："我专注于中医治疗儿童抽动症的研究，请为我推荐一些在该领域具有影响力的期刊，以及这些期刊的审稿流程和发表要求。"

三、合理合规使用人工智能工具并遵守伦理要求

人工智能对社会的影响是多方面的，从信息素养的角度来看，人工智能技术能够帮助用户更快速、准确地检索信息，提高文献阅读、信息处理及学术研究的速度和效率。然而，这种技术的使用也带来了一些问题。用户在利用人工智能便利的同时，可能会忽略个人信息安全和隐私保护的必要性，从而增加了隐私泄露的风险。对人工智能的依赖可能导致人类在思维和决策方面的能力有所下降。人工智能系统在生成内容时可能存在偏见，这可能会对学术研究的客观性和社会决策的准确性产生影响。此外，在训练和使用过程中，如果人工智能工具受到污染数据的影响，可能会产生不准确或有误的输出。同时，若通过人工智能工具未获授权使用他人的创意作品或专利技术，可能会侵害知识产权。

不当运用人工智能工具可能对国家政治稳定、文化传承、科技进步及网络安全产生不良影响，人工智能工具的使用必须置于人类的严格掌控之下，人类对 AI 的决策及其引发的后果承担最终责任。在 AI 技术的实际应用中，我们应坚决维护公平与公正的原则，严防任何形式的歧视性偏见，深切尊重文化多样性，积极关注并满足弱势群体的特定需求。我们要合理合规地使用人工智能工具并遵守相关的伦理要求，主要涉及以下内容。

（一）准确性验证与核实

人工智能工具在文献检索、阅读和分析方面表现出色，但其生成的文本内容仍需用户谨慎验证。用户应对 DeepSeek、文心一言、讯飞星火等工具提供的检索结果、总结和分析进行仔细核实，以确保其准确性和可信度。验证过程包括对比多个来源的信息、检查数据的一致性和逻辑性，以及参考权威的研究或学术资源。

（二）技术局限性的认识与应对

用户应了解这些人工智能工具的技术局限性，如语言理解的深度、推理能力的有限

性等。这些局限性可能导致工具在某些情况下无法提供准确或全面的输出。当遇到工具无法处理的问题或数据时，用户应寻求其他方法或资源来解决问题，如咨询专家、使用其他工具或进行更深入的研究。

（三）数据输入与处理的严谨性

在使用这些工具时，用户应确保输入的数据是准确、完整和格式正确的。不完整、错误或格式不正确的数据可能导致工具生成不准确或误导性的输出。用户应对输入数据进行预处理和清洗，以确保其符合工具的输入要求，并减少潜在的误差和偏差。

（四）遵守学术规范和道德标准

用户应遵守学术规范和道德标准，确保自己的学术诚信。避免使用这些工具进行抄袭、剽窃或其他形式的学术不端行为。在使用工具时，用户应保持独立思考和判断能力，避免过度依赖工具的输出而失去对研究问题的深入理解和分析。

（五）尊重原创性和知识产权

用户在使用这些工具时应尊重他人的原创性和知识产权。避免直接复制或篡改他人的研究成果，而是应该通过引用和参考文献来表明来源和归属。如果工具生成的输出包含了他人的思想、观点或数据，用户应进一步核实原文并遵守相关的引用规范。

（六）透明度和可解释性

在使用这些工具进行学术研究时，用户应保持透明度和可解释性。明确说明使用了哪些工具、如何使用这些工具，以及工具对研究结果的影响。这有助于其他研究人员了解用户的研究方法和过程，并对研究结果进行验证和评估。同时，也有助于提高研究的可重复性和可靠性。

（七）隐私保护与数据安全

在使用这些工具时，用户应注意保护自己和他人的个人信息和敏感数据。避免将个人信息泄露给第三方或用于恶意攻击。用户应了解工具的隐私政策和数据安全措施，并采取适当的措施来保护自己或他人的数据和隐私。

（八）持续学习与更新

随着技术的不断发展，这些人工智能工具也在不断更新和改进。用户应保持对新技术和新功能的关注，以便及时了解和利用这些改进。通过参加培训、阅读相关文献或参与学术讨论，用户可以不断提高自己对人工智能工具的使用能力和水平。

主要参考文献

［1］陈小玲，倪梅.信息检索与利用［M］.哈尔滨：哈尔滨工程大学出版社,2016.

［2］韩立.医学信息检索与数据库应用研究［M］.成都：电子科学技术大学出版社,2020.

［3］李贵成，刘微，张金刚.信息素养与信息检索教程［M］.2版.武汉：华中科技大学出版社,2021.

［4］张毓晗.信息检索、利用与评估［M］.成都：电子科技大学出版社,2020.

［5］乔好勤，潘小明，冯建福，等.信息检索与信息素养［M］.武汉：华中科技大学出版社,2022.

［6］韩冬，傅兵.信息素养教育论［M］.北京：北京理工大学出版社,2017.

［7］王宁著.信息素养［M］.昆明：云南大学出版社,2020.

［8］杨梦真，王景辉.从信息素养到人工智能素养：高校图书馆素养教育的演进［J］.图书馆学刊,
　　2024,46(8):29-32.

［9］罗源.大学生信息素养教程［M］.北京：光明日报出版社,2019.

［10］支岭.高校信息素养教育体系构建研究［M］.延吉：延边大学出版社,2020.

［11］杨云川，杨晶，王清晨.科技信息素养基础教程［M］.北京：国防工业出版社,2013.

［12］林丹红.中医药文献信息检索与利用［M］.北京：中国中医药出版社,2016.

［13］黄晴珊编著.全媒体时代的医学信息素养与信息检索［M］.广州：中山大学出版社,2014.

［14］湛佑祥，陈锐，陈界，等.医学信息检索学［M］.北京：人民军医出版社,2014.

［15］赵丹群.网络信息计量学研究与发展评述［J］.情报理论与实践,2019,42(6):154-158.

［16］章新友.中药文献检索［M］.北京：人民卫生出版社,2018.

［17］杜杏叶.学术论文关键指标智能化评价研究［D］.吉林大学,2019.

［18］张雪艳.医学文献检索实践［M］.北京：科学出版社,2023.

［19］桂晓苗，陈玉顺.医学信息检索与利用［M］.武汉：华中科技大学出版社,2020.

［20］潘艳丽，崔蒙，刘保延，等.国内外现行期刊评价与检索体系收录中医药期刊情况分析［J］.世
　　界科学技术（中医药现代化）,2009,11(4):630-634.

［21］刁建勤.实用医学文献学［M］.济南：山东科学技术出版社,2007.

［22］林丹红.中西医学文献检索［M］.北京：中国中医药出版社,2012.

［23］胡滨，黎汉津.中医药文献检索［M］.上海：上海科学技术出版社,2002.

［24］齐东峰.外文学术期刊评价方法的演进及其对采选工作的影响［M］.北京：知识产权出版社,2021.

［25］柳宏坤,杨祖逵,苏秋侠,等.信息资源检索与利用［M］.上海：上海财经大学出版社,2017.

［26］毕玉侠.药学信息检索与利用［M］.北京：中国医药科技出版社,2015.

［27］王细荣,张佳,叶芳婷.文献信息检索与论文写作［M］.8版.上海：上海交通大学出版社,2022.

［28］夏知平.医学信息检索与利用［M］.上海：复旦大学出版社,2004.

［29］韩占江,张晶.文献检索与科技论文写作［M］.成都：西南交通大学出版社,2022.

［30］王诗源.中医药科研诚信与学术规范［M］.济南：山东大学出版社,2020.

［31］黄芝蓉,吴润秋.中医药论文写作与投稿指南［M］.北京：中医古籍出版社,2004.

［32］何得桂,高建梅.学术规范与创新［M］.北京：科学出版社,2020.

［33］韩世辉.中医药论文写作规范系列讲座：中医药学术论文的定义与分类［J］.中国中医药现代远程教育,2012,10(1):109-110.

［34］厍宇,刘德文,郭璟,等.关于中医药科技期刊分级目录制定工作的实践与探索［J］.编辑学报,2019,31(6):634-637.

［35］潘艳丽,崔蒙,刘保延,等.国内外现行期刊评价与检索体系收录中医药期刊情况分析［J］.世界科学技术（中医药现代化）,2009,11(4):630-634.

［36］郭妍.中医药期刊史研究［D］.黑龙江中医药大学,2018.

［37］吴建华.信息素养修炼教程［M］.北京：科学出版社,2020.

［38］周群,孙会军,李奎元.情报分析方法在学科服务中的探索与应用［M］.北京：中国农业大学出版社,2022.

［39］赵蓉英.信息计量分析工具理论与实践［M］.武汉：武汉大学出版社,2017.

［40］孙泽军.复杂网络结构挖掘研究［M］.北京：新华出版社,2021.

［41］李杰,陈超美.Citespace科技文本挖掘及可视化［M］.3版.北京：北京首都经济贸易大学出版社,2022.

［42］施燕斌.信息检索与利用［M］.长沙：国防科学技术大学出版社,2021.

［43］邓翀.中医药文献检索［M］.上海：上海科学技术出版社,2017.

［44］樊瑜,吴少杰.信息检索与文献管理［M］.武汉：华中科技大学出版社,2021.

［45］王丽,陈世伟.医疗器械安全信息检索指南［M］.上海：同济大学出版社,2021.

［46］夏洪文.教师信息技术基本技能［M］.重庆：重庆大学出版社,2013.

［47］卢义峰.基于STEM教育理念的信息技术多元化教学［M］.吉林出版集团股份有限公司,2022.

［48］王利梅,卢敏男,曹雪.生命科学基础研究入门［M］.昆明：云南大学出版社,2020.

［49］尚璐璐.碎片化学习法［M］.北京：中国纺织出版社,2021.

［50］陆芳,刘广,詹宏基,等.数字化学习［M］.广州：华南理工大学出版社,2018.

［51］李书振.MindManager思维导图绘制从入门到精通（中文版）［M］.北京希望电子出版社,2019.

［52］陈泉,杨菲,周妍.信息获取与知识创新［M］.北京：清华大学出版社,2021.

［53］高巧林，章新友.医学文献检索［M］.3版.北京：人民卫生出版社,2021.

［54］张倩苇.信息素养：开启学术研究之门［M］.北京：北京理工大学出版社,2020.

［55］张兰珍.中药文献检索与论文写作［M］.北京：科学出版社,2023.

［56］章新友.文献检索［M］.北京：中国医药科技出版社,2017.

［57］姚毅，吴水生.中药药学信息检索与应用［M］.北京：人民卫生出版社,2017.

［58］李红梅，胡笳.医学信息检索与利用（案例版）［M］.北京：科学出版社,2016.

［59］程艾军.《医学主题词表》(MeSH)及其在医学文献检索中的应用［J］.首都医科大学学报（社科版),2008:73-75.

［60］肖明.图书馆学情报学知识图谱研究：理论、方法与应用［M］.北京：中国书籍出版社,2017.

［61］寿建琪.走向"已知之未知"：GPT大语言模型助力实现以人为本的信息检索［J］.农业图书情报学报,2023,35(5):16-26.

［62］胡伟.技术与教师——人工智能时代的教师素养［M］.南京：东南大学出版社,2023.

［63］刘悦.Tornado（龙卷风）编程实战——基于Python异步Web框架前后端分离［M］.北京：北京航空航天大学出版社,2024.

［64］焦李成，刘旭，赵嘉璇，等.ChatGPT简明教程［M］.西安：西安电子科技大学出版社,2023.